慢性肾脏病知识丛书

丛书主编 卢国元

得了
慢性肾脏病
该怎么吃

孔维信 编著

U0379608

苏州大学出版社
Soochow University Press

图书在版编目(CIP)数据

得了慢性肾脏病该怎么吃 / 孔维信编著. —苏州：
苏州大学出版社,2022.4
(慢性肾脏病知识丛书 / 卢国元主编)
ISBN 978-7-5672-3777-3

Ⅰ.①得… Ⅱ.①孔… Ⅲ.① 慢性病—肾疾病—基本
知识 Ⅳ.①R692

中国版本图书馆 CIP 数据核字(2021)第 257873 号

书　　名：得了慢性肾脏病该怎么吃

编　　著：孔维信
责任编辑：冯　云
装帧设计：吴　钰
插画设计：徐正宇

出版发行：苏州大学出版社（Soochow University Press）
社　　址：苏州市十梓街 1 号　邮编：215006
印　　刷：苏州工业园区美柯乐制版印务有限责任公司
邮购热线：0512-67480030
销售热线：0512-67481020
开　　本：700 mm×1 000 mm　1/16　印张：6.5　字数：75 千
版　　次：2022 年 4 月第 1 版
印　　次：2022 年 4 月第 1 次印刷
书　　号：ISBN 978-7-5672-3777-3
定　　价：27.00 元

图书若有印装错误,本社负责调换
苏州大学出版社营销部　电话：0512-67481020
苏州大学出版社网址　http://www.sudapress.com
苏州大学出版社邮箱　sdcbs@suda.edu.cn

慢性肾脏病知识丛书

丛 书 主 编：卢国元　苏州大学附属第一医院　主任医师

丛书副主编：沈　蕾　苏州大学附属第一医院　主任医师

　　　　　　陈　强　苏州市立医院北区　主任医师

　　　　　　沈华英　苏州大学附属第二医院　主任医师

　　　　　　孔维信　上海交通大学医学院附属苏州九龙

　　　　　　　　　　医院　主任医师

丛 书 编 委：（按姓氏拼音排序）

　　　　　　陈凤玲　苏州大学附属第一医院　副主任医师

　　　　　　狄伟南　苏州市立医院东区　主任医师

　　　　　　金东华　苏州高新区人民医院　副主任医师

　　　　　　宋　锴　苏州大学附属第二医院　主任医师

　　　　　　徐　燕　苏州市第九人民医院　副主任医师

　　　　　　叶建明　昆山市第一人民医院　主任医师

　　　　　　周　玲　苏州大学附属第一医院　主任医师

本书编委会

主　　任：孔维信　上海交通大学医学院附属苏州九龙医院
　　　　　　　　　主任医师

副 主 任：狄伟南　苏州市立医院东区 主任医师

编　　委：（按姓氏拼音排序）

　　　　　杜玉凤　苏州市立医院东区 副主任医师

　　　　　胡　坤　苏州大学附属第一医院 副主任医师

　　　　　李明远　苏州市立医院东区 主治医师

　　　　　刘倩盼　上海交通大学医学院附属苏州九龙医院
　　　　　　　　　主治医师

　　　　　邵　翔　上海交通大学医学院附属苏州九龙医院
　　　　　　　　　主治医师

G 总 序
General Preface

　　据 2012 年发表在《柳叶刀》杂志上的流行病学研究显示，我国慢性肾脏病的总患病率高达 10.8%，总患病人数约为 1.2 亿。慢性肾脏病患者数量庞大，该疾病也正在成为全球性公共健康问题。鉴于此，国际肾脏病学会与国际肾脏基金联盟联合提议，决定从 2006 年起，将每年三月的第二个星期四定为"世界肾脏日"，目的是让大家重视慢性肾脏病，关爱慢性肾脏病患者。

　　慢性肾脏病往往起病隐匿，没有明显的症状，病因复杂，知晓率低，很多人并不重视。部分慢性肾脏病患者的病情最终演变为尿毒症，该疾病常并发心脑血管等方面的疾病，对患者的生命造成威胁的同时，还给个人、家庭和社会带来沉重的经济负担。目前，我国老龄化现象日益严重，高血压、糖尿病等疾病日渐高发，这些均是诱发慢性肾脏病的重要原因。如何早发现、早诊断，及时控制慢性肾脏病患者的病情，延缓其发展是广大医务工作者及慢性肾脏病患者都十分关注的问题。

　　目前，我国的医疗现状是临床医生精力和时间十分有限，在日常的门诊、病房的诊疗过程中，难以详细解答患者有关慢性肾脏病方方面面的问题。再加上现在各种媒体信息良莠不齐，患者往往难以获得准确、专业的知识。有的患者对慢性肾脏病放之任之，有的患者对此感到恐惧、焦虑，甚至乱投医，造成难以预料的后果。因此，苏州市肾脏病专业委员会的专家们一致认为出版一套慢性肾脏病知识丛书，系统介绍肾脏的有关知识，势在必行。在这样的背景下，"慢性肾脏病知识丛书"应运而生。

　　"慢性肾脏病知识丛书"一共分为四册，分别是《得了慢性肾脏病该怎么吃》《你必须知道的慢性肾脏病知识》《慢性肾脏病替代治疗的那些事》《慢性肾脏病用药 100 问》。这套丛书详细介绍了慢性肾脏病的基本知识、常用药物及其特点、饮食治疗和替代治疗等，希望该丛书能够给广大慢性肾脏病患者带来帮助。

这套丛书主要采用问答形式，语言生动，深入浅出，将比较专业的慢性肾脏病知识进行了科学的解读。这套丛书涉及内容较广，专业知识丰富，可作为医护人员、慢性肾脏病患者及广大关心肾脏病的朋友了解慢性肾脏病知识的一个窗口。

我们编委会全体成员在整套丛书的内容撰写、整理和校对方面尽了最大努力，但由于精力和水平有限，如有不当之处，敬请读者批评指正。

卢国元

2021 年 8 月

慢性肾脏病目前已成为严重影响人体健康的重要公共卫生问题，据 2012 年的全国流行病学调查显示，我国成年人中慢性肾脏病的患病率高达 10.8%，知晓率仅为 12.5%，合理治疗率为 7.5%，呈现出患病率高、知晓率低、治疗率低三大特点。随着信息时代的来临，生活节奏逐步加快，人们往往忙于工作，导致压力过大、饮食不规律，这就使得人体的健康问题日益凸显，尤其是肾功能逐步下降，营养不良的发生率逐步攀升，以致营养不良渐渐成为慢性肾脏病患者的重要并发症之一，这在透析患者中尤为普遍。

据研究表明，营养不良是透析患者死亡的重要预测因素，积极防治营养不良，对于改善慢性肾脏病患者预后，提升其生活水平和生命质量，具有重要意义。国内外专家学者根据循证医学证据制定了慢性肾脏病营养治疗的指南，并达成了共识。但由于该指南的内容深奥，专业性较强，并不适合缺乏医学专业知识和技能的大众阅读。同时，网络上的一些营养科普知识虽然通俗易懂，但又未经具有肾脏病专业知识的人员审核，缺乏专业性和针对性，对患者的帮助甚微。为此，苏州市医学会肾脏病专业委员会委员在卢国元主任委员的带领下，依托苏州市内重点医院的肾脏病专业团队，集思广益，借鉴国内外现有的慢性肾脏病临床应用指南，系统总结和归纳了国内外慢性肾脏病营养治疗的临床研究结果，凝聚专家智慧，反复讨论，几易其稿，共同完成了《得了慢性肾脏病该怎么吃》一书。其目的是给广大的慢性肾脏病患者普及营养治疗知识，同时也给临床医生提供明确、清晰的指导意见，提高我国慢性肾脏病营养治疗水平，以便服务更多的慢性肾脏病患者。这本专业性强、通俗易懂的读本，不仅可以作为肾脏病专业医务人员的入门读物，也可以指导慢性肾脏病患者了解营养治疗的基础知识。

本书共 9 个部分，分别介绍了慢性肾脏病患者的营养不良、人体营养状态的评估、慢性肾脏病患者的营养治疗、慢性肾脏病患者的运动康复、血液透析患者的营养治疗、腹膜透析患者的营养治疗、肾病综合征患者的饮食指导、糖尿病肾病患者的饮食指导及附录。

本书内容全面丰富、通俗易懂，由浅入深地为广大慢性肾脏病患者的个体化治疗提供了参考意见。该书既适合慢性肾脏病患者及其家属阅读，使其了解患病过程，普及慢性肾脏病的营养治疗方案，引导其保护肾脏功能，延缓其进入维持性血液透析治疗的时间，从而降低透析的各种并发症；又适合相关专业的医务人员及肾脏科门诊、病房、血液透析中心、腹膜透析中心、肾脏移植科的医务工作者对慢性肾脏病患者进行宣传和教育。

我们希望通过本书，能够引起广大慢性肾脏病患者对营养不良治疗的重视，提高自我评估和管理意识，积极参与到营养不良的治疗中，有效减少营养不良所导致的各种并发症，降低死亡风险。

孔维信

2021 年 11 月

目 录

一、慢性肾脏病患者的营养不良

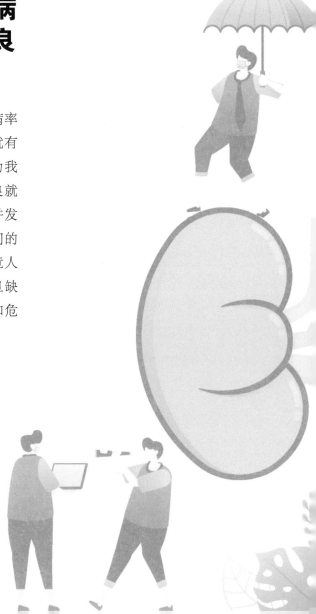

随着慢性肾脏病的发病率逐年上升，城市中每十人就有一例，慢性肾脏病已经成为我国的高危病种，而营养不良就是慢性肾脏病患者的重要并发症之一，它严重影响到人们的生活质量和身体健康。究竟人体需要哪些营养物质？一旦缺乏这些营养物质，其表现和危害又是什么呢？

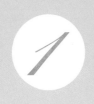

什么是营养不良？

广义的营养不良应包括营养不足和营养过剩两个方面。在这里，只针对前者进行论述。

营养不良是指由于营养素摄入不足使人体成分改变（肌肉量减少）和机体细胞改变，进而造成机体不能维持正常代谢需要，而消耗自身组织的一种营养缺乏症。

营养不良的主要表现为进行性消瘦、体重减轻、水肿，严重的还有内脏器官功能紊乱，影响心脏、肾脏等器官功能。

那么，营养不良的病因有哪些呢？具体而言，从医学方面来看，主要病因包括慢性腹泻、慢性肠道疾病、肿瘤、慢性感染等；而从非医学方面来看，主要包括食物短缺、缺乏营养知识、未科学地饮食等。

随着生活水平的不断提升，我们的食物种类越来越丰富，但是营养知识的匮乏，则会让我们在改善营养不良的过程中无所适从。而合理的营养治疗方案、适当的户外运动，往往能对改善营养不良起到较好的效果，促进人们的新陈代谢，有利于人体的生长和发育。例如，当人体出现营养不良时，应纠正饮食习惯，要荤素搭配得当，多吃蔬菜和粗粮，以促进食欲，不偏食、不挑食，饮食定时定量，同时保持良好的情绪。

得了慢性肾脏病该怎么吃

慢性肾脏病知识丛书

人体需要哪些营养物质？

食物中可以被人体吸收和利用的物质统称"营养素"（又称"养分"）。营养素可以分为七大类，具体包括糖类、脂类、蛋白质、维生素、水、无机盐、膳食纤维。前三类在人体内代谢后可以产生能量，故称"产能营养素"，它们供能各有其特点：一是糖类，它为人类供能速度最快；二是脂类，它为人类供能时间最长；三是蛋白质，它是人类重要的供能物质，当人体缺乏糖类和脂类供能时，蛋白质才会开始供能，换句话说，当蛋白质开始供能时，代表人体已经出现了严重的能量障碍。

（1）糖类

糖类包括淀粉、蔗糖、葡萄糖等，是人体主要的热量来源，为人体提供 70% 的能量。如果将人体比作一辆汽车，那么糖类就是汽车的"油箱"。糖类在生命活动中起着重要作用，如维持正常的神经功能，促进蛋白质在人体内的代谢。同时，糖类还是细胞膜的重要组成部分，对维持细胞的正常功能具有重要的作用。

（2）脂类

脂类是人体内含热量最高的物质，是同等量蛋白质或糖类的 2 倍，恰恰因为脂类的能量密度较高，所以人体将脂类作为能量储备的重要形式。如果将人体比作一个油箱，那么脂类就是"加油站"。当然，除了是能量的储备箱之外，脂类还有其他重要的作用。如脂类有利于脂溶性维生素的吸收，维持人体正常的生理功能，体表脂肪可隔热保温，减少体热散失，支持、保护体内各种脏器及关节不受损伤，等等。

（3）蛋白质

蛋白质虽然是提供能量的物质之一，但仅限于危急时刻，如人体出现严重的营养不良、感染疾病、发生创伤的时候等。如果将人体比作一部机器，那么蛋白质就是维持机器正常运转的"燃料储备库"，轻易不会动用。事实上，提供能量并不是蛋白质所擅长的事情，在人体中，它还有其他非常重要的作用。如果把人体比作一座大厦，那么蛋白质就是构成这座大厦的"建筑材料"。人体的重要组成成分主要包括肌肉、皮肤、血液、神经、毛发、免疫物质、消化酶等。这些都是由蛋白质构成的。由此看来，当人体需要消化蛋白质去提供能量的时候，也就预示着人体这座大厦正处于生死存亡之际。

（4）维生素

维生素是维持人体正常生理功能所必需的一类化合物，它们不提供能量，也不是人体的构造成分，但不可或缺。如果人体长期缺乏某种维生素，就会引起代谢紊乱，如人体缺乏维生素 A 易患夜盲症，缺乏维生素 B_1 易患脚气病，缺乏维生素 B_2 易患口腔溃疡，缺乏维生素 C 易患坏血病。

（5）水

水是生命之源，约占人体体重的 60%～70%。人体每天的需水量为 2 700～3 100 mL。水可以转运生命所必需的各种物质及排除体内不需要的代谢物，促进人体内的一切化学反应，通过水分蒸发及汗液分泌散发大量的热量来调节体温。同时，关节滑液、呼吸道及胃肠道黏液均有良好的润滑作用。此外，泪液可以防止眼睛干燥，唾液有利于咽部湿润及吞咽食物。

（6）无机盐（矿物质）

人体中的各种物质都是由各种元素化合而成的，这些元素称为"无机盐"。无机盐主要包括常量元素和微量元素，其中常量元素有钙（Ca）、磷（P）、钾（K）、硫（S）、钠（Na）、氯（Cl）、镁（Mg），微量元素有铁（Fe）、锌（Zn）、硒（Se）、钼（Mo）、氟（F）、铬（Cr）、钴（Co）、碘（I）等。微量元素约占人体重量的 0.01%。虽然无机盐在人体中的含量很低，但是作用非常大。如缺钙会导致骨质疏松，缺铁会导致贫血，缺锌会导致发育不良。

（7）膳食纤维

膳食纤维是不易被消化的食物营养素，主要来自植物的细胞壁，包含纤维素、半纤维素、树脂、果胶、木质素等。膳食纤维在人体内发挥着重要的作用，在保持消化系统健康上扮演着重要的角色。如膳食纤维可以增加肠胃蠕动，减少有害物质对肠壁的侵害，促进大便的通畅，预防结肠癌，增强食欲，等等。

3 慢性肾脏病患者营养不良的原因是什么？

　　慢性肾脏病患者普遍存在营养不良的问题。据资料显示，维持性血液透析患者营养不良发生率至少在 12% ~ 40%，65 岁以上的老年维持性血液透析患者营养不良发生率更高，达到 50%。肾脏作为人体重要的器官之一，具有调节体内酸碱平衡和水电解质平衡、排出代谢物等多种生理功能。当人患上慢性肾脏病之后会出现代谢物、毒素在体内蓄积，水电解质失衡和酸碱平衡的紊乱，人的食欲逐渐减退，以及蛋白质、糖类、脂类等营养物质的摄入逐渐减少，产生营养不良的问题。一旦慢性肾脏病患者的身体出现慢性炎症的反应，其机体的代谢速度会加快，能量消耗也会增加，同时影响肝脏正常合成血清白蛋白等营养成分，也会导致其营养不良的状况加重。慢性肾脏病患者在进行肾脏替代治疗（包括血液透析、腹膜透析、肾脏移植等）之前，为了控制蛋白尿，会严格控制蛋白质的摄入，但如果过度控制，则会进一步加重其营养不良的状况。一些慢性肾脏病患者往往合并有糖尿病（图1），他们为了控制血糖会严格控制饮食的种类，这也进一步加重了其病情。这时，慢性肾脏病合并有糖尿病的患者的饮食需兼顾慢性肾脏病与糖尿病二者的特点，坚持"保证热量、优质低蛋白质、低脂"三大原则，控制油炸、煎、烤的高热量食物摄入，养成低盐、低糖、低脂、高纤维的"三低一高"饮食习惯。

图1　慢性肾脏病患者合并有糖尿病

慢性肾脏病患者营养不良的表现有哪些？

慢性肾脏病患者营养不良的表现可分为三种类型，即消瘦型营养不良、低蛋白血症型营养不良和混合型营养不良。消瘦型营养不良主要是指膳食中长期缺乏蛋白质、热能和其他营养成分，导致人的体重下降、面色苍白、皮下脂肪减少、肌肉萎缩，但一般不会出现水肿的现象。低蛋白血症型营养不良又称"水肿型或恶性营养不良"，主要表现为血清蛋白水平降低和组织水肿，细胞免疫功能下降，但人体测量指标值基本正常。混合型营养不良主要表现为浮肿、体重降低、肝肿大、毛发改变、腹泻，严重者会伴有脏器功能障碍和精神症状。事实上，在肾内科临床工作中常见的是混合型营养不良，患者不仅有消瘦型营养不良的表现，还会出现表情淡漠、食欲不振、肝脾肿大、免疫力下降等问题。当慢性肾脏病患者到医院做抽血检查的时候，会发现生化指标中的血清总蛋白降低、白蛋白降低的现象。这时，慢性肾脏病患者既要保持低蛋白质饮食，又要摄取必要的氨基酸，以维持体内氮的平衡。

5 营养不良对肾脏有哪些危害？

目前，慢性肾脏病已成为影响人们身心健康的主要公共卫生问题。据统计，我国成年人中慢性肾脏病的总患病率高达10.8%。慢性肾脏病患者出现营养不良的现象，具体表现为食物营养摄入的严重不足、炎症导致的高分解代谢、透析过程中的营养丢失等。

一般来说，我们的肾脏被称为"人体的污水处理厂"，全身的血液需要经过肾脏的过滤，同时肾脏在运转时也需要消耗巨大的能量。当人体出现营养不良时，为了保证心脏、肝脏等重要脏器的能量供应，肾脏作为人体末端的器官往往率先受到影响，主要表现为肾血流量减少、肾脏清除体内毒素的效率降低、小便量不断减少。而人体内蓄积的毒素又会加重营养不良的状况，进而导致恶性循环。

由此可见，慢性肾脏病患者常常伴有营养不良，而营养不良又会促进肾脏病的发展。因此，针对慢性肾脏病患者出现营养不良的情况，医生往往会采取具有针对性的营养治疗手段，这对提高慢性肾脏病患者的生活质量具有重要的意义。在临床工作中，医生常常会遇到因为患上慢性肾脏病而严格限制饮食，最终出现严重营养不良的患者。他们由于饮食不当，出现了由营养不良导致的严重并发症，这反而加速了慢性肾脏病的进展，得不偿失。

二、人体营养状态的评估

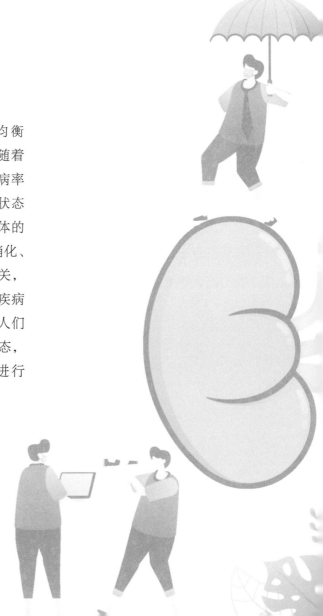

你的身体营养状态均衡吗？在过去的几十年里，随着肥胖和其他慢性疾病的发病率日益增加，对人类的营养状态的评估日益受到重视。人体的营养状态与食物的摄入、消化、吸收和代谢等因素密切相关，其好坏可作为鉴定健康和疾病程度的标准之一。然而，人们要想知道自己的营养状态，就必须通过科学的办法进行评估。

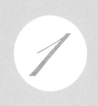

是胖是瘦，谁说了算？

很多人经常会凭借主观意识判断自己的胖瘦程度，如摸摸自己的肚腩是否有"游泳圈"，照照镜子看自己是否有双下巴，等等。事实上，关于肥胖有一套科学的评估指标。肥胖指的是能量摄入远远超过机体的需要，并以脂肪的形式储存起来。目前，关于肥胖常用的评价指标主要有以下五种。

（1）标准体重

成年男性的标准体重（kg）＝身高（cm）－105，成年女性的标准体重（kg）＝身高（cm）－110。一般认为，在标准体重的基础之上上浮 10%～20% 为超重，20%～30% 为轻度肥胖，30%～50% 为中度肥胖，50% 以上为重度肥胖。但是，拳击运动员、健美运动员等即使体重超过标准体重的 20%，也不属于肥胖；一些重度水肿的患者，虽然体重超过标准体重的 20%，也不能诊断其患有肥胖病。

（2）体重指数（Body Mass Index,BMI）

体重指数是一种常用的评估指标，也是目前国际上通用的一套衡量人体胖瘦程度及健康的标准。体重指数＝体重（kg）/身高^2（m^2）。中国人的 BMI 指数低于 18.5 为消瘦，18.5～23.9 为正常，24～27.9 为超重，28 及以上为肥胖。

（3）腰围

中国成年男性的正常腰围低于 85 cm，85～90 cm 为超重，高于 90 cm 为肥胖；中国成年女性的正常腰围低于 80 cm，80～85 cm 为超重，高于 85 cm 为肥胖。

（4）腰臀比

腰臀比是中心型肥胖的指标之一，即腰围与臀围的比值。中国成年男性正常的腰臀比应小于 0.85，超重的腰臀比为 0.85 ～ 0.90，肥胖的腰臀比则大于 0.90；中国成年女性正常的腰臀比应小于 0.75，超重的腰臀比为 0.75 ～ 0.80，肥胖的腰臀比则大于 0.80。

（5）体脂率

体脂率是指人体内脂肪重量在人体总体重中所占的比例。在健身行业较常提及体脂率，它主要反映了人体内脂肪含量的多少。中国成年男性正常的体脂率为 15% ～ 18%，中国成年女性正常的体脂率为 20% ～ 25%。如果人的体脂率过高，体重超过正常值的 20% 就会被视为肥胖。

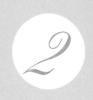

体重减轻是否正常？

体重减轻可以分为主动减轻和被动减轻，其中被动减轻是指一段时间内非自愿的体重下降。体重减轻的原因包括饥饿、患上肌肉减少症等。体重减轻是否正常，主要看体重减轻的量和速度。在疾病状态下，我们通常按照 1 个月、3 个月、6 个月体重减轻的速度进行划分，并按照体重的 5% 作为衡量体重减轻的指标。1 个月内体重减轻超过 5% 属于重度体重丢失，通常患者会出现较为严重的营养不良的症状；3 个月内体重减轻 5% 属于中度体重丢失；6 个月内体重减轻 5% 属于轻度体重丢失。体重丢失，特别是肌肉量的减少，会让人感觉虚弱无力，这不仅直接影响患者的活动能力、活动半径、自理能力和自我感觉，还会影响医生为患者治疗疾病的效果。

如何科学地评估人体的营养状态？

如果患者长期处于营养不良的状态，不仅会影响其生活质量，还会加速其病情的恶化。因此，早期科学地评估人体的营养状态就显得至关重要。

（1）生化指标

在通常情况下，我们可以通过生化指标来了解身体器官的一些功能，常见的生化指标有血清白蛋白、血清前白蛋白等。血清白蛋白是反映人体内蛋白质储存最直接、最常用的生化参数之一，也是临床上科学评估人体营养状况的指标之一。但血清白蛋白评估人体的营养状态存在滞后性，也就是说，血清白蛋白的下降可能发生在患者出现营养不良症状的几个月之后。因此，血清白蛋白不是评估患者营养不良的早期指标，而血清前白蛋白则是评估患者营养不良的早期指标。例如，慢性肾脏病患者出现营养不良症状后的 2～3 天，其血清前白蛋白的指数就会相应下降。

（2）人体测量法

人体测量法主要测定人的身高、体重、胸围、腰围、臀围等，这些是较为直观的自我评估营养的方法。人体测量法简便易行，但由于个体差异较大，如果将自身前后测量的结果进行比较，对评估自身营养状态的动态变化具有重要的参考价值。

（3）营养评分量表

在诊疗工作中，医生时常运用一些营养评分量表来评估患者的营养状态，并根据科学的营养评估方法，如主观全面营养评价法 (Subjective Global Assessment, SGA) 等，通过打分的方式来定量评估患者的营养状态。

慢性肾脏病知识丛书

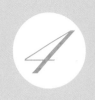

人体是由水分、蛋白质、脂类、矿物质、维生素及微量元素等成分构成的。人体成分分析仪（图2）是一种用测量生物电阻抗的方法来确定人体成分的仪器，它通过微弱的电流测量人体各部位的电阻抗，从而计算出人体内各种成分的含量。如肌肉水分含量高，为易导电体，而脂类为非导电体。如果人体某部位脂类含量多，肌肉含量少，则电流通过时电阻值相对较高；反之，电阻值会相对较低。这是一种较为简便、准确地评估患者营养状态的方法。

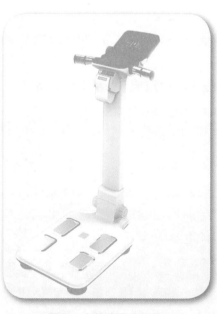

图2　人体成分分析仪

人体成分分析仪可以测量的指标包括细胞内液、细胞外液、人体水含量、体脂肪、体蛋白、肌肉、矿物质等，并推算出人体脂肪含量、基础代谢率、标准体重、水肿系数等，再根据中国人不同年龄、性别的数字模型定量分析人体成分。

慢性肾脏病患者常常会出现体内水含量超标的现象，最终引发水肿、胸腹水等问题，人体成分分析仪对测定人体水含量具有一定的作用。

三、慢性肾脏病患者的营养治疗

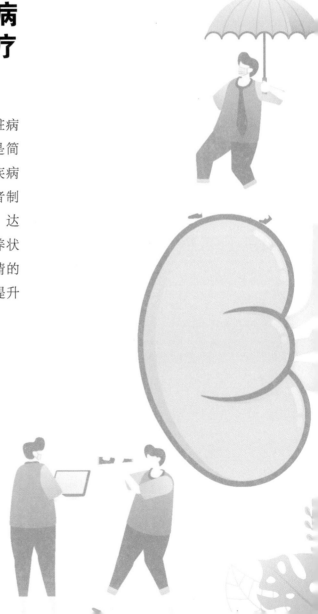

　　营养治疗贯穿慢性肾脏病患者治疗的始终，它并不是简单地补充营养，而是根据疾病的特点，给慢性肾脏病患者制订个体化的营养治疗方案，达到缓解其症状、改善其营养状况的目的，从而延缓其病情的恶化，提高其生活质量，提升其生活品质。

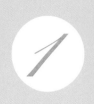

营养治疗是依靠食物还是依靠药物？

营养不良是慢性肾脏病常见的并发症之一，是慢性肾脏病发生、发展及诱发心血管疾病与死亡的危险因素。我们经常听到一句话，"药疗不如食疗"。这句话是有一定道理的。那么，营养治疗具体包含哪些呢？

慢性肾脏病患者的营养治疗是以常规营养治疗为基础的，具体包括两个方面。一是平衡的饮食结构。慢性肾脏病患者需要限制蛋白质的摄入量，如慢性肾脏病 1~2 期患者每日每千克体重摄入蛋白质 0.8 g 左右；慢性肾脏病 3~5 期没有进行透析治疗的患者每日每千克体重摄入蛋白质 0.6 g 左右。在这个基础上，慢性肾脏病患者不仅需要保证充足的能量摄入以防止营养不良的发生，还需要选择多样化、营养搭配合理的食物。二是合理地计划进餐频次及能量、蛋白质分配比例。早、中、晚三餐需要摄入的能量分别占总能量的 20%~30%、30%~35%、30%~35%，这样可以均衡分配三餐食物中的蛋白质。同时，慢性肾脏病患者可以在三餐之间适当增加点心，其能量占总能量的 5%~10%。

那么，慢性肾脏病患者对于食物的选择要注意些什么呢？一是应限制米、面等富含植物蛋白质食品的摄入量，采用小麦淀粉替代部分主食，将适量的奶类、蛋类、肉类及豆类等富含优质蛋白质食品作为蛋白质的主要来源。二是可选用马铃薯、白薯、藕、山药、芋头、南瓜等富含淀粉的食物替代部分主食。三是慢性肾脏病患者每天都得吃适量的肉类，如猪肉、鸡肉、鸭肉、鹅肉等。这些富含营养物质的肉，慢性肾脏病患者每天都应该摄入一些，并不时更换一下种类。慢性肾脏病患者在血磷偏高且没有达标的情况下，可以把肉用水煮熟，只吃肉不喝汤，这样能减少磷的摄入量。

对没有透析的慢性肾脏病患者而言，限制蛋白饮食联合复方 α-酮酸片是营养治疗的一个重要手段，可以延缓慢性肾脏病的恶化，延迟并发症的发生，进而降低其治疗费用，提高其生活质量。复方 α-酮酸片常用药量为每日每千克体重 0.075~0.12 g。

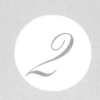

食补就是以形补形？

传统观念认为，"以形补形，吃腰补腰"。广大慢性肾脏病患者也认为，吃腰可以补腰，所以才喜欢吃炒腰花、烤腰子。那么，这种观点是否正确呢？答案是否定的。食补并不是"以形补形"，多吃动物肾脏对慢性肾脏病患者没有好处。因为动物肾脏等内脏含有极高的胆固醇和嘌呤，多吃反而会使慢性肾脏病患者体重增加、血脂和尿酸升高，无形中大大增加了其肾脏的负担。此外，慢性肾脏病患者要少吃加工肉类，因为加工肉类中盐和磷的含量都较高，不利于其控制病情。所以，不合理的食补非但起不到营养进补的作用，反而会加快慢性肾脏病患者的病情进展。

那么，慢性肾脏病患者该如何进行食补呢？具体需要注意四点：一是限盐（每日盐的摄入量尽量控制在 6 g 以下）；二是补充丰富的蔬菜、水果，减少零食、饮料的摄入（肾衰竭患者容易出现高钾血症，须限制高钾蔬菜、水果的摄入）；三是增加适量的蛋白质，如豆类、奶类、蛋类及各种肉类蛋白；四是挑选粗细搭配的主食，如精白米、面与粗粮搭配，能更好地提供维生素、矿物质和膳食纤维等。总而言之，合理的饮食结构可以发挥良好的食补功效。

什么叫优质低蛋白质饮食？

蛋白质根据氨基酸的组成及机体消化、吸收、利用的程度，可分为优质蛋白质和非优质蛋白质。优质蛋白质主要包括动物蛋白质（肉、蛋、奶中的蛋白质）及大豆中的大豆蛋白质，其他植物产出的蛋白质属于非优质蛋白质。富含优质蛋白质的食品，人体吸收利用率较高，不会像非优质蛋白质那样产生大量的代谢物，加重肾脏的负担。因此，优质蛋白质更适合慢性肾脏病患者。

既然优质蛋白质好处那么多，慢性肾脏病患者是不是吃得越多越好呢？答案是否定的。

高优质蛋白质饮食必然会产生更多的代谢物，从而增加肾脏负担，加快肾功能的恶化。因此，我们就需要找到一个平衡点，既可以满足我们身体所需，不至于发生营养不良的状况；又可以不产生过多代谢物，从而延缓肾功能的恶化。

对慢性肾脏病 1~2 期患者而言，应每日每千克体重摄入蛋白质 0.8 g 左右；慢性肾脏病 3~5 期没有进行透析治疗的患者每日每千克体重摄入蛋白质 0.6 g 左右。在这个蛋白质摄入量的基础上同时保证充足的能量摄入，以防止慢性肾脏病患者营养不良的发生。

4 透析前优质低蛋白质饮食的好处有哪些？

我们的机体从饮食中获取各种营养物质，其中，蛋白质是不可或缺的。一方面，饮食中的蛋白质进入人体后代谢成必需氨基酸和非必需氨基酸，并转化成机体蛋白质，产生代谢废物（尿素、尿酸和肌酐等），并随尿液排出；另一方面，饮食中的蛋白质和人体内的蛋白质还可以直接转化为代谢废物，并随尿液排出。当肾功能出现障碍时，代谢废物的排放受阻，就会引起代谢废物的积聚，从而对各个脏器产生影响，引发人体一系列不适的症状。对没有透析的慢性肾脏病患者而言，应提倡优质低蛋白质饮食，因为人体对优质蛋白质吸收利用率较高，不会像非优质蛋白质那样产生大量的代谢废物来加重肾脏的负担。但如果摄入过多的优质蛋白质势必也会增加肾脏的负担，产生更多的代谢废物，从而加快肾功能的恶化。因此，透析前适量优质低蛋白质饮食既可以延缓慢性肾脏病的进展，推迟慢性肾脏病患者进入透析阶段的时间，延缓并发症的发生；又可以降低慢性肾脏病患者的治疗费用，提高其生活质量。

5 为什么要补充酮酸?

对尚未进入透析阶段的慢性肾脏病患者来说，优质低蛋白质饮食联合酮酸治疗是延缓慢性肾功能衰竭的一个重要手段。这样既能增加人体内蛋白质的合成，又能避免过多蛋白质的摄入引起的其他并发症。酮酸可提供人体所需的氨基酸，并减少氮的摄入。复方 α-酮酸片本身不含氮，既不会造成氮潴留，又可以与体内氨基酸代谢产生的氨基合成新的必需氨基酸，从而可以减少尿素合成，尿毒症毒性产物的蓄积也会减少；同时，还可以缓解慢性肾脏病患者常见的代谢紊乱，如改善钙、磷的代谢，减少蛋白尿，从而延缓慢性肾脏病进一步发展，推迟慢性肾脏病患者开始透析的时间。

优质低蛋白质饮食联合酮酸治疗常被用于慢性肾脏病患者的营养治疗之中，是一种能把透析时间推后的安全、价廉，且有效的治疗方法。同时，也有研究表明，复方 α-酮酸片联合血液透析治疗，可以有助于控制血液透析患者的代谢情况，减少相关并发症的发生。

6 什么是麦淀粉？

　　麦淀粉是面粉抽去蛋白质后的制品，即将小麦粉中的蛋白质抽提掉，抽提后小麦粉中蛋白质的含量从 9.9% 降至 0.6% 以下，以碳水化合物为主，而含氮物质极低。那么，如何来制作麦淀粉呢？我们可以先在面粉中放入少许盐，加水揉成面团，在室温下醒 1~2 h；待面团醒发后，加 3~4 倍的水，将面团放入水中，用力捏洗面团，如此反复捏洗 4~5 次，将面团洗至无浮粉即可；最后将淀粉浆水集中、静置、沉淀，收集下层的淀粉浆，盛于布袋中沥干、压碎，即麦淀粉。如果觉得自制麦淀粉的过程复杂，也可以购买麦淀粉成品。由于麦淀粉蛋白质含量低、热量高，符合慢性肾脏病患者优质低蛋白质、高热量的饮食原则，因此专家建议慢性肾脏病患者可以按量服用麦淀粉，并以此作为每日所需热量的主要来源，以减少饮食中非优质蛋白质的摄入量。这样既可以在限定范围内提高慢性肾脏病患者摄入优质蛋白质的比例，降低或延缓其血尿素氮水平的升高，又可以保证其在优质低蛋白质饮食的情况下摄入充足的热量。

7 得了慢性肾脏病到底能不能吃豆类食品？

对于慢性肾脏病患者，我们提倡优质低蛋白质饮食。牛奶、鸡蛋、瘦肉等所含的动物蛋白质常被认为是优质蛋白质，而豆类食品中的蛋白质常常被我们"冷落"。多项临床研究表明，以大豆蛋白质为主的植物蛋白质，可以明显改善慢性肾脏病患者的血脂紊乱状况，并且增加不饱和脂肪酸的摄入，具有抗氧化和清除自由基的作用。同时，大豆蛋白质中含有植物雌激素——大豆异黄酮，它具有多种生物活性，能改善心血管功能，防止骨质疏松。所以，优质蛋白质除了动物蛋白质之外，还包括以大豆蛋白质为主的植物蛋白质。慢性肾脏病患者不应单一食用某一种蛋白质，而应将动物蛋白质和植物蛋白质搭配食用，这样可以让营养更均衡，从而改善其生活质量。因此，慢性肾脏病患者是可以吃豆类食品的，但需要控制好量，如存在电解质紊乱的慢性肾脏病患者则需要减少豆类食品的摄入。

三、慢性肾脏病患者的营养治疗

慢性肾脏病知识丛书

哪些食物是慢性肾脏病患者的大忌?

很多慢性肾脏病患者认为不能吃蛋黄、辣椒……其实这些食物在控制量的情况下都是可以吃的。肉类中有一类食品不建议吃，即加工肉类，如培根、火腿、午餐肉、肉罐头、腊肉等。这类食品一般含盐量较高，不利于慢性肾脏病患者血压的控制，同时也可能加重其水肿等情况。同时，加工肉类含有亚硝酸盐，在特定的条件下可以与蛋白质中的二级胺结合形成强致癌物——亚硝胺。内生肌酐清除率能准确反映肾小球的滤过功能，是临床常用的监测指标，正常值为 80 ~ 120 mL/min。当内生肌酐清除率低于 30 mL/min 时，表明肾小球功能重度受损，肾脏排钾能力明显下降，这时候就需要警惕高钾食物的摄入。常见的含钾量比较高的水果有香蕉、橙子、猕猴桃、波罗蜜、榴梿、杏、哈密瓜等。但是，水果中有一样是需要禁食的，那就是阳桃。阳桃含有一种神经毒素，一旦被慢性肾脏病患者误服，轻者会中毒并出现烦躁及失眠的症状，重者会出现肢体麻木、感觉异常、肌肉无力的症状，更甚者会出现精神错乱、癫痫、低血压、休克的症状。对慢性肾脏病患者而言，特别是尿毒症患者，必须禁食阳桃。慢性肾脏病患者随着肾功能的下降，血磷会逐渐升高，出现皮肤瘙痒、骨钙流失的现象。因此，慢性肾脏病患者也需要限制高磷食物的摄入，如肉类、鱼类等蛋白质食物含磷水平较高，同时坚果、粗粮、加工食品、方便面和饮料（尤其是可乐）都含磷较高，需要严格控制摄入量。

慢性肾脏病患者能不能吃盐？

俗话说，"盐出百味"，盐是我们生活中不可或缺的一样调味品。但越来越多的研究表明，长期的高盐摄入可明显增加高血压、心脑血管疾病的死亡风险。对慢性肾脏病患者来说，控盐显得尤为重要。《中国慢性肾脏病营养治疗临床实践指南（2021版）》中建议，早期慢性肾脏病患者饮食中的钠每日摄入量不能超过 100 mmol（钠每日摄入量不能超过 2.3 g 或食盐每日摄入量不能超过 6 g）。因为限制食盐摄入量可以降低慢性肾脏病患者血压和尿蛋白的水平，并降低其患上心血管疾病的风险。但是，我们不推荐使用低钠盐来限制钠的摄入，因为低钠盐中增加了钾的含量，而慢性肾脏病患者的肾功能减退会导致排钾能力减弱，容易引发高钾血症。合并高血压和水肿的慢性肾脏病患者更应严格限制钠的摄入量，包括限制摄入含钠高的调味品和食物，如味精、酱油、调味酱、腌制品、盐浸食品等。因此，医生应根据慢性肾脏病患者的实际情况综合考虑钠的摄入量，并给予适当的建议。

肥胖等于营养过剩吗?

许多人以为只有营养过剩、摄入食物量过多的人才会出现肥胖的现象,但是事实并非如此,有些人反而是因为营养不良才会变得肥胖,这类肥胖叫作"隐性营养不良"。这类肥胖人群虽然脂肪较多,但体内缺乏微量营养素,且肌肉含量偏低,代谢功能严重不足,由此产生了隐性营养不良。同时,由于他们摄入的热量大于消耗的热量,长期的热量超标才会以脂肪的形式储存在身体里,从而出现肥胖的现象。肥胖可能引起代谢的异常,容易引发如高血脂、高血糖、高血压、心脑血管疾病等。肥胖是由于饮食不平衡造成的,如高油、高盐、高糖的食物摄入过量,而新鲜的水果、蔬菜吃得较少,全谷类的食物摄入也不多。实际上,营养不均衡属于隐性营养不良。因此,肥胖人群可以通过减少热量的摄入,增加热量的消耗,均衡饮食和营养,有规律地吃好三餐,主食粗细搭配,补充新鲜的蔬菜、水果及肉、蛋、奶,达到有效预防与营养相关疾病的目的。另外,肥胖人群通过坚持科学的运动、规律的作息、充足的睡眠、戒烟限酒、心理平衡,可以减少脂肪堆积,增强体能。

对慢性肾脏病患者来说,体重的增加更要当心,因为体重的增加不一定代表肥胖,也有可能是水肿引起的。当人体的肾脏发生病变后会无法正常发挥"过滤"废弃物和"再吸收"有益物质等重要功能,导致原本人体中需要被肾脏"过滤"掉、排出去的多余水分和钠离子滞留在体内,造成水肿的现象。这时,大量白蛋白被滤出,并直接排到尿液里。白蛋白减少会引起营养不良,从而引发全身性水肿,所以慢性肾脏病患者要经常检查脚踝部、下肢胫骨前是否水肿,血压是否升高,平卧后是否感到胸闷、气急,等等。只有早发现、早干预、早治疗,才能延缓疾病的发展。

四、慢性肾脏病患者的运动康复

医学科学研究证明，运动可以缓解病痛、治疗疾病，而合理、健康的运动有助于营养不良的治疗。人们可以通过科学的方法评估自身可以承受的运动量，运用适合自己的运动方式缓解营养不良的症状。

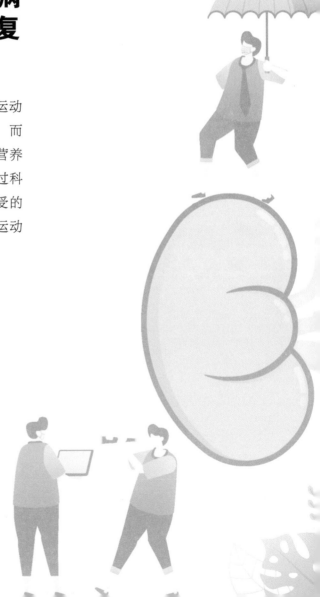

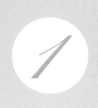

什么是运动康复？

　　运动康复（图3）是一门新兴学科，融合了医学与体育学的知识，主要针对运动伤病患者，采用科学的方法对其进行康复治疗，帮助其恢复原有的身体状况和运动水平。活动量不足和活动耐力的降低在慢性肾脏病患者中普遍存在，这会导致人体肌肉量减少及肌力下降。慢性肾脏病患者自我感觉虚弱无力，最终影响其生活质量和工作能力。而运动可以促进血液循环，促使身体健康，强化身体机能，保持青春活力，舒缓心理压力，令人内心畅快。

　　近年来，运动康复作为传统医学治疗手段之外的有效补充，逐渐被大家所重视。慢性肾脏病患者在运动康复训练过程中参加体育运动实践，不仅能逐步恢复身体机能、运动能力，还能学习与体育运动相关的动作与技能，掌握和运用具体的体育和保健知识，更好地回归正常的日常生活。

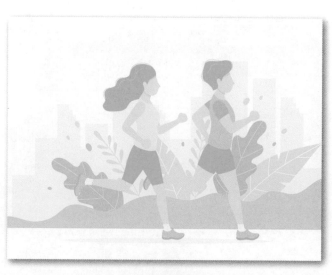

图3　运动康复

得了慢性肾脏病能不能运动？

运动能力是维持人类躯体功能的重要因素，慢性肾脏病患者普遍缺乏运动，其运动能力只有正常人的50%~80%。慢性肾脏病患者运动能力下降的原因包括贫血、活动不足、肌肉萎缩、肌肉功能下降等。部分慢性肾脏病患者还伴有心血管疾病，因此无法进行重体力活动。

长期以来，大家普遍认为剧烈运动会导致肾脏的血流量下降，进而引起肾脏功能的受损，然而大量的研究表明，运动可以改善慢性肾脏病患者的有氧代谢能力、心肺功能、生理功能等。所以运动应当作为慢性肾脏病患者综合治疗的重要组成部分。一般而言，医生指导慢性肾脏病患者运动的常见做法是，先评估慢性肾脏病患者在运动上是否有不适应症，并决定其运动强度的上限和安排相应的渐进式课程；然后让医护人员在旁为慢性肾脏病患者提供必要的帮助；最后鼓励慢性肾脏病患者持之以恒，逐渐加强运动强度，以适应其身体状况。

3 运动康复如何改善慢性肾脏病患者的营养不良？

　　运动康复治疗是针对疾病或伤残对象实施各种可行的运动方案，使之精神状态和躯体机能全面改善。当前，该理念主要应用于脑血管疾病和外伤等患者中，在慢性肾脏病患者中应用相对较少。

　　目前，生理功能下降和肌肉量减少是慢性肾脏病患者非常普遍的现象，增加了慢性肾脏病患者的致残率和死亡率。运动康复可以通过改善慢性肾脏病患者的心肺功能、增加其肌肉含量、改善其炎症状态等方式，改善其营养状况，从而提高其生活质量。

　　有研究发现，早期慢性肾脏病患者心肺耐力普遍降低，约为正常人的50%～80%，其身体功能下降，活动耐量降低，肌肉逐渐萎缩。对慢性肾脏病患者来说，适当进行锻炼能够促进蛋白质合成，防止其分解，增加肌肉含量，促进萎缩肌肉恢复，从而改善肌肉耐力，提高心肺耐力。

4　运动康复具体该怎么做？

运动康复通过科学、有针对性的运动训练，最大限度地帮助慢性肾脏病患者维持正常的生理功能，提高心肺耐力，预防和治疗肌肉萎缩，以帮助其回归正常的生活。运动康复的基本原则是：低强度介入、量力而行、循序渐进、持之以恒。

由于慢性肾脏病患者的病情各不相同，应当根据其具体情况制定有针对性的运动处方。运动处方具体可以从三个角度制定，即运动类型、运动强度、运动频率及时间。

（1）运动类型

运动类型主要包括有氧运动、抗阻运动、灵活性运动。有氧运动是指人体在氧气供应充分的环境下进行的运动训练，多为运用大肌肉群进行的全身有节律的运动，如慢跑（图4）、游泳等。有氧运动可以起到改善心肺耐力的作用。抗阻运动可以增强慢性肾脏病患者的肌肉力量和强度，改善其肌肉容积，这对于存在骨密度下降和低体重指数的慢性肾脏病患者尤其适用。灵活性运动可以增强人体各个关节的灵活性，一般与有氧运动相结合，在运动的准备和结束阶段进行，如瑜伽等。

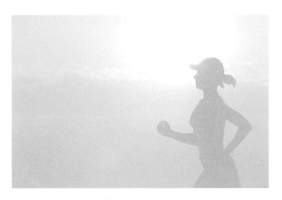

图 4　慢 跑

（2）运动强度

运动强度是决定运动有效性和安全性的关键。低强度的运动可以提升慢性肾脏病患者的日常生活能力，而中等强度的运动才能达到改善其心肺功能的目的。对于健康的人群，评估运动强度常用的方法是测目标心率。目标心率 = （220 - 年龄） × （60% ~ 80%）。但这种方法并不适用于慢性肾脏病患者，因为慢性肾脏病患者可能会口服影响心率的药物，所以医生常常采用主观体力感觉等级表（表1）来进行评估。该表按照自我感觉分为 6 ~ 20 级，各等级代表不同的运动强度，等级越高代表运动强度越大，慢性肾脏病患者的运动强度范围应设定在 12 ~ 16 级。低强度运动包括简单的日常体力活动，如做家务、逛街等。低强度运动适合老年人、心血管疾病患者等。中等强度运动会稍微增加人体的呼吸频率和心率，增强心血管功能。运动强度以慢性肾脏病患者不感到劳累为度。

表1　主观体力感觉等级表

自我感觉	等　级	自我感觉	等　级
非常轻松	6	累	15
	7		16
	8		
很轻松	9	很　累	17
	10		18
尚轻松	11		
	12	精疲力竭	19
稍　累	13		20
	14		

（3）运动频率及时间

慢性肾脏病患者每周运动频率应控制在 3 ～ 4 次为宜，每次 30 min 的运动频率可以起到控制血压、改善代谢、增强心血管功能等作用。

五、血液透析患者的营养治疗

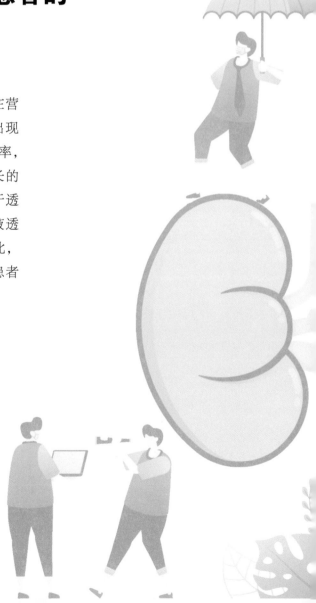

　　血液透析患者大多存在营养不良的现象，而且容易出现较多的并发症和较高的死亡率，从临床特点来看，透析龄长的患者营养不良的发生率高于透析龄短的患者，且老年血液透析患者的发病率更高。因此，科学饮食对改善血液透析患者的营养不良至关重要。

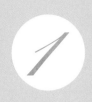

血液透析后仍需加强营养治疗的目的是什么？

在我国，慢性肾脏病发病率呈逐年升高的趋势，随着诊疗技术的发展，慢性肾脏病患者的存活率也随之增高，同时，进入尿毒症期的患者也越来越多。

血液透析是尿毒症最主要的治疗方法之一。虽然随着透析技术的发展，血液透析患者的寿命逐渐延长，但每年都会有许多血液透析患者因为各种并发症频繁住院。有研究表明，影响血液透析患者并发症发生率和病死率的一个主要因素就是营养状态。

众所周知，为了减少肾脏负担，延缓肾脏病进展，非透析期患者是需要严格控制饮食的，而透析期患者则可以适当放宽饮食的限制。但为何血液透析患者的营养不良仍普遍存在呢？

（1）尿毒症本身因素

① 低蛋白质饮食引起的营养不良

许多慢性肾脏病患者透析前为延缓肾脏病进展，采取低蛋白质饮食，但又没有补充足够的复方 α-酮酸片及热量，从而出现营养不良的现象。

② 毒素引起的胃肠道反应

尿毒症毒素在人体内蓄积，会引发人体产生食欲差、消化不良、呕吐、腹泻、便秘等反应，这势必会影响人体正常进食，从而导致营养不良。

③ 内分泌失调

肾脏有调节内分泌功能的作用。慢性肾脏病患者调节内分泌的功能紊乱后，其体内会堆积毒素，并且产生少尿的现象，这也会进一步加剧内分泌失调。而内分泌失调会使蛋白质、脂类和碳水化合物不能很好地被分解、转化，使机体供能不足。

④ 酸中毒

酸中毒可以增加蛋白质分解和氨基酸清除，导致白蛋白合成不足及流失过多，出现负氮平衡或免疫功能下降，发生慢性传染病的机会增多。

⑤ 感染

慢性肾脏病患者免疫功能紊乱，容易并发感染；血液透析患者经常进行血管穿刺，感染机会随之增加。而感染会消耗大量的营养物质，造成营养不良。

⑥ 药物

慢性肾脏病患者会服用很多药物，而药物会引起胃肠功能紊乱，消耗营养素，造成营养不良。

（2）透析因素

① 透析不充分

透析不充分会影响血液透析患者的食欲，降低蛋白质摄入，进而引发营养不良；营养不良反过来又会进一步影响透析的充分性。二者相互影响，形成恶性循环，增加血液透析患者的发病率和死亡率。

② 透析的不良反应

血液透析患者在透析间期会经常因为血压波动、水分失衡和透析机故障产生不良反应，如发生胃肠道、肌肉痉挛，出现恶心、呕吐等症状，血压降低，甚至休克，继而引起食物摄入量减少。

③ 营养物质的丢失

血液透析是根据分子量的大小来清除人体内毒素的，所以在清除毒素的同时也会把分子量相同的营养素排出体外。如血液透析患者在每次透析中，血液中氨基酸丢失约为（8.2±2.8）g，蛋白质丢失在 10～15 g，一次透析大约清除 26 g 葡萄糖。

④ 机体代谢增加

有研究发现，在血液透析过程中，血液和透析膜接触会使炎性介质增加，产生过敏毒素，释放细胞因子，使机体代谢加快，进一步加重人体的营养不良。

（3）其他因素

有的血液透析患者偏好素食，会出现蛋白质摄入不足的状况；有的血液透析患者有精神疾病，不思饮食；还有的血液透析患者生活困难，导致蛋白质摄入严重不足；等等。

因此，加强营养的个体性化治疗，是减少血液透析患者并发症和降低其死亡率的重要手段和必要措施。

2 营养不良对血液透析患者有哪些危害？

血液透析患者常见的营养不良是由低蛋白血症、电解质代谢紊乱及其他营养素缺乏所导致的。

（1）营养不良会引起感染

血液透析患者一旦出现营养不良的症状，就容易感染疾病。而这又会增加机体代谢，加快营养消耗，导致营养不良。而且感染的反复出现，也会加速动脉粥样硬化的发生和发展。

（2）蛋白质的缺乏会影响人体骨骼肌肉的含量

血液透析患者如果缺乏蛋白质，其骨骼肌肉的含量也会降低，心肌细胞体积及心肌纤维含量下降，出现心脏萎缩或扩大的现象。低蛋白血症会导致胸腔、心包积液，限制心脏活动，加重心力衰竭；而且低蛋白血症会引发胃肠道水肿，从而导致营养成分吸收下降，加重营养不良。

（3）电解质紊乱

钾离子紊乱是临床上最常见的电解质紊乱之一，常和其他电解质紊乱同时存在。当血液透析患者的血清钾离子浓度高于 5.5 mmol/L 时，就会出现高钾血症，通常表现为心律失常，甚至心搏骤停；而当血液透析患者的血清钾离子浓度低于 3.5 mmol/L 时，就会出现低钾血症，以乏力、腹胀、便秘等为主要表现。此外，其他电解质紊乱还表现为钙、磷代谢异常（肾性骨病、血管硬化等），钠代谢异常，等等。其中低钠血症患者在透析中、透析后可能出现血压偏低的现象，高钠血症患者则可能出现血压偏高的现象。

（4）维生素和微量元素的异常

为了限制血液透析患者水分的摄入，防止其电解质异常，医生通常不建议其过多食用水果、蔬菜等，且血液透析也会清除部分水溶性维生素及微量元素，因此大多数血液透析患者会出现维生素和微量元素的缺乏症。维生素对人体有着重要作用，维生素A具有抗氧化、防衰老和保护心血管的作用，可以维持人体的正常视力，预防夜盲症和干眼症；维生素B对于保护人体健康、预防多种疾病有着重要作用；维生素C可以降低血压和动脉硬化的风险，增加促红细胞生成素的反应性；维生素D可以调节机体钙、磷平衡，预防肾性骨病；维生素K主要参与机体的凝血反应；维生素E是生物膜的抗氧化剂，也是一种抗动脉硬化剂，可以延长红细胞的寿命。微量元素的缺乏和过量也会引发一系列问题和疾病。如铁缺乏会导致贫血，铝过量会出现铝中毒（一些透析液和磷结合剂含有铝元素），甚至出现痴呆的症状，锌、硒等的缺乏会影响人体的免疫功能和细胞代谢，等等。

（5）水分异常

人体内水分过多会引发血压升高、心脏功能衰竭等问题，而水分不足则会导致低血压、器官灌注不足等后果。

血液透析患者需要多少能量？

任何生物都需要能量来维持生命的正常运行。人类能量的来源主要是碳水化合物、脂类、蛋白质这三大营养素。我们通常以卡路里[①]为单位来计量能量的多少，简称"卡"（cal）。

对血液透析患者而言，不再需要严格控制蛋白质的摄入，所以其能量需要基本与正常人相似。有研究表明，血液透析患者每日每千克体重摄入 35 kcal 的能量就可以使体内的氮平衡。因此，60 岁以下血液透析患者每日每千克体重可以摄入能量 35 kcal，60 岁以上血液透析患者每日每千克体重可以摄入能量 30 ~ 35 kcal。例如，一位 50 岁男性血液透析患者，干体重为 60 kg，推荐每日每千克体重摄入能量 2 100 kcal。

那么，针对能量来源的碳水化合物、脂类、蛋白质，血液透析患者该如何通过健康饮食合理摄入呢？

首先，碳水化合物是人体的主要供能物质，常来源于米饭、馒头、谷物、水果和蔬菜等。但合并糖尿病血液透析患者则应尽量选择低血糖指数、低血糖负荷的食物（如樱桃、四季豆等），同时还应尽量避免粥、面汤等易快速升高血糖的食物。

其次，脂类一般提供 20% ~ 30% 的能量。一些血液透析患者因害怕患上高脂血症，而拒绝食用含脂类的食物。这样的做法是错误的。实际上，脂类的供能效率是比较高的。由于人体内蛋白质有更重要的用途，在临床上需要脂类来供能以减少蛋白质的消耗，保证人体其他功能的运转。因此，如果是肥胖的血液透析

五、血液透析患者的营养治疗

慢性肾脏病知识丛书

---

① 1 卡路里约等于 4.186 焦耳。

患者，可以在服用降脂药的基础上，保证足够脂类（以不饱和脂肪酸为主）的摄入，以满足人体内的能量需求。

最后，蛋白质是构成人体一切细胞、组织的重要成分，它除了可以为人体提供能量之外，还可以用于构建和修复组织、维持体液平衡、合成激素和酶、形成免疫抗体等。血液透析患者在透析间期会流失一定的氨基酸和蛋白质，所以他们需要摄入一些利用率高的蛋白质，即优质蛋白质（如猪肉、鸡肉、鸭肉、鹅肉中的动物蛋白质等），以便补充营养，增加机体的抵抗力，从而提高生存率。

血液透析患者能不能吃水果？

《中国居民膳食指南科学研究报告（2021）》指出，各年龄段人群应天天吃水果，保证每天吃 200～350 g 新鲜水果。水果中富含维生素、矿物质、膳食纤维，且能量低，对于满足人体微量营养素的需要，保持人体肠道正常功能，降低慢性病的发生风险具有重要作用。水果中还含有各种植物化合物、有机酸、芳香物质和色素等成分，能够增进食欲，帮助消化，促进人体健康。因此，水果对于正常人来讲好处良多，但是对血液透析患者而言，又是如何呢？

实际上，血液透析患者的水果摄入量跟正常人的水果摄入量是一样的，具体有以下几种情况需要血液透析患者注意。

第一，一些水果（黄颜色水果）富含钾，而血液透析患者如果透析不充分，体内的钾可能会蓄积。当人体内血清钾离子浓度高于 5.5 mmol/L 时，血液透析患者就有可能出现心律失常，甚至心搏骤停的现象。所以，能不能吃水果，吃多少水果，是要通过验血来看钾水平的。

第二，有的水果含糖量特别高，建议合并糖尿病血液透析患者挑选血糖指数低、血糖负荷低的水果。

第三，注意吃水果的方式。建议不要将水果做成果汁，因为水果在压榨过程中，一些营养成分会丢失，如膳食纤维会被破坏，维生素 C 会被氧化。此外，水果被做成果汁后，人体内胃肠道的吸收会变快，血糖容易快速升高，且特别容易导致人体内水分摄入过多、血钾升高过快。

第四，不能吃阳桃。阳桃中含有一种神经毒素，会引起人体中枢神经系统功能紊乱，轻则出现顽固性呃逆、恶心呕吐、肢体麻木的现象，重则会意识不清，甚至死亡。血液透析患者食用阳桃后会引发机体清除毒素能力下降，甚至有可能出现中毒的症状。

当然，我们也不能因噎废食，一概而论。水果的好处还是特别多的，尤其是血液透析患者合并心血管疾病、便秘等，可以适当吃一些水果，并定期监测血液指标，接受规律透析治疗。

5 血液透析患者能吃"发物"吗？

中国是一个历史悠久的国家，有着独特的文化，"发物"一说也仅在中国民间口口相传。我们经常会听到有人对患者说"这个是发物，不能吃；那个也是发物，也不能吃"。而"发物"的种类也是五花八门，包括菌菇类、蔬果类、辛辣类等食物。最初，中医理论并没有"发物"一说，大多是民间的经验总结。一些人吃了某种食物后，引发伤口红肿溃烂、哮喘等症状，这种食物就成了"发物"。到了后来，"发物"又被理解为热性食物，如能引起口干、目赤、牙龈肿胀、大便秘结的食物。如今，"发物"的概念就更加广泛了。人们普遍认为，凡是容易诱发某些旧疾或加重现有疾病的食物都可以被称作"发物"。

对血液透析患者而言，千万不要畏惧"发物"，拒绝食用对自己有益的食物。我们建议，血液透析患者可以根据自己的情况制定个性化膳食食谱，做到"一加四限"，即适当增加蛋白质的摄入量，限盐、限钾、限磷、限水。

如何制定合理的膳食食谱？

　　针对血液透析患者的特殊情况，应该制定个性化的膳食食谱。从总体上来讲，对血液透析患者而言，既要保证充足的营养，又要避免各种由饮食引起的并发症。所以，针对这部分人群应尽量做到以下几点。

　　第一，摄入充足的优质蛋白质。血液透析患者每日每千克体重蛋白质的摄入量应达到 1.2 g，其中一半以上应是优质蛋白质。如果血液透析患者存在感染、肿瘤等疾病，可以适当增加蛋白质的摄入量，如每日每千克体重蛋白质的摄入量为 1.3～1.5 g，并检测血磷、甲状旁腺激素等指标。

　　第二，补足能量。血液透析患者每日每千克体重应摄入 30～35 kcal 的能量。能量的供给要先以碳水化合物为主，占比为 50%，然后是脂类，尽量摄入多不饱和脂肪酸（如橄榄油、菜籽油等）。其中，糖尿病患者应尽量避免摄入血糖指数高、血糖负荷高的食物，如果患有合并高消耗疾病时，还应增加能量的摄入。

　　第三，控水。血液透析患者一定要做到量入为出，既要避免脱水，又要预防体内水分过多。血液透析患者每日尿量大于 1 500 mL 时，可以不限制其饮水量，但要控制其透析间期体重增加不超过干体重的 5%。一般每周透析 3 次的血液透析患者，建议当天摄水量高于前一天尿量 500 mL；每周透析 2 次的血液透析患者，建议当日摄水量高于前一天尿量 300 mL。当然，这里的摄水量不仅包括我们日常吃的饭菜和汤水，还包括水果等。

第四，避免摄入过多的易引发电解质紊乱的食物，尤其是含钾、钠、磷较高的食物。如果血液透析患者出现心脏不适、血压难以控制等情况，可以检查电解质，查看血钾和血钠的指数。如果血钾指数较高，则应尽量避免摄入含钾高的食物（如黄色的水果、坚果等）；如果血钠指数较高，则应尽量清淡饮食，避免摄入含添加剂较多的食物（如油炸、膨化食品等）；如果血磷指数较高，则应尽量避免食用肉汤、菜汤、海鲜等。

第五，适当补充维生素和微量元素。血液透析患者可以适当补充叶酸、铁剂、维生素 D 等。

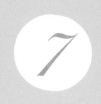

如何控制干体重？

血液透析患者每次透析时，医生都会给其一个超滤量。这个超滤量关系到血液透析患者下一个透析间期的舒适度、饮水量、血压、透析的并发症等情况，而它的计算方法就是用透析前的体重减去干体重，再根据实际情况进行加减。

那么，什么是干体重呢？干体重指的是透析后血液透析患者可以耐受的最低体重，标准是透析结束时无低血压，也无肺淤血、双下肢水肿的情况。由此可见，干体重的多少，主要影响因素是水。而控制干体重就是控制血液透析间期水的摄入，包括饮水、吃水果等。除了水的因素之外，临床上还会给血液透析患者做胸片、超声等检查，以便评估其干体重。在理想情况下，在透析间期，血液透析患者的干体重上涨5%以内都是比较正常的。例如，一个干体重为 60 kg 的血液透析患者，在透析间期体重上涨了 3 kg 就是比较好的。如果血液透析患者体重涨幅过大就需要增加超滤量，延长透析时间，或是增加透析次数。

8 为什么血液透析患者不能吃低钠盐？

在临床上很多疾病都是限盐的，所以市面上出现了一种被称为"代盐"的食盐，即低钠盐。低钠盐是用一定量的其他成分替代了盐的咸味，即用氯化钾代替了一部分氯化钠，其含量为30%的氯化钾和70%的氯化钠。对血液透析患者而言，每日建议摄入普通盐（氯化钠）3 g，假如是用低钠盐3 g，那么氯化钠的摄入量为2.1 g。就好像同样的量，无形中减少了钠的摄入，而另外的0.9 g就由氯化钾来代替。如果是肾功能正常的人，这个量的钾是可以正常代谢的，并不会对人体产生危害。但是血液透析患者的肾脏基本丧失了排钾的能力，需要依靠透析来排钾，而在不透析的时候，钾是在人体内蓄积的。因此，血液透析患者不能吃低钠盐，同时还应坚持低盐、优质低蛋白质饮食，毕竟不管哪种盐，少吃盐才是王道。

怎样才能做到低磷饮食？

血液透析患者由于维生素D和一些尿毒症毒素的代谢异常，常常会出现高磷血症，最终诱发钙、磷代谢紊乱，异位钙化，肾性骨病，继而影响其生活质量，甚至危及其生命。目前，这类患者控制血磷的主要方法有以下三种：一是饮食控制，二是使用磷结合剂，三是透析清除。因为人少不了一日三餐，所以控制磷的摄入是基础。我们建议成人每日磷的摄入量应控制在800 ~ 1 000 mg。但是几乎所有的食物都含有磷，且每种食物的含磷量差异巨大。因此，在营养学上则用磷的含量除以蛋白质的含量来计算食物的磷蛋白比，并以此作为含磷量的指标。血液透析患者不仅要补充人体所需的营养，还要选择对身体有益的食物，应尽量选择低磷蛋白比的食物（如蛋清等）。针对部分磷蛋白比较高的食物，如猪肉、牛肉、羊肉、鸡肉、鸭肉等，我们可以把肉切成小块，用白水煮完沥干，再通过加工、烹调来降低磷的含量。血液透析患者尽量不要食用肉汤、菜汤，因为煮过的食物，磷、钾等电解质均煮到了汤里，而蛋白质不会从食物中流失。食品添加剂中包含各种磷酸盐，如磷酸氢二钠、磷酸氢钙等，这些都属于无机磷，容易被人体吸收，血液透析患者应该避免食用。

六、腹膜透析患者的营养治疗

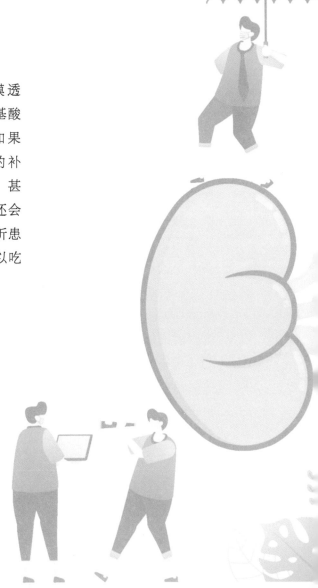

　　腹膜透析患者从腹膜透析液中丢失的蛋白质、氨基酸和其他营养物质颇多，如果不能从饮食中获得有效的补充，势必会造成营养不良，甚至会出现并发症，严重的还会危及生命。那么，腹膜透析患者究竟可以吃什么、不可以吃什么呢?

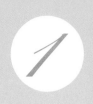

哪些物质会经腹膜透析丢失？

腹膜透析是终末期肾脏病替代治疗的重要方式之一，它的原理是利用腹膜作为半透膜，通过弥散和对流的方式，将体内过多的毒素、水分清除，调节酸碱平衡及电解质紊乱，同时通过腹膜透析液补充机体所需的物质。那么，哪些物质会在腹膜透析中丢失呢？

（1）溶质的清除

在腹膜透析的过程中，一些小分子物质如尿素、肌酐、钾、钠、氯、钙、磷、碳酸氢根离子、维生素 B_{12}、脂溶性维生素 D、氨基酸等，均可通过弥散作用进入腹腔，以达到清除的目的；一些中大分子物质如 β_2-微球蛋白、甲状旁腺激素等主要通过毛细血管内皮细胞间大孔滤出及腹腔内淋巴循环清除。与血液透析相比，腹膜透析对中大分子物质的清除效果更好。也正因为如此，腹膜透析丢失一些蛋白质，会引起长期透析后的蛋白质缺失及营养不良的现象。

以持续非卧床腹膜透析患者为例，该患者平均每日从腹膜透析液中丢失蛋白质（8.8±0.5）g，以白蛋白的丢失为主，随着透析时间的延长，蛋白质的丢失量也会相应增加。对于 4.25% 葡萄糖透析液，其蛋白质的丢失量较 1.5% 葡萄糖透析液蛋白质的丢失量会增加 30%。当持续非卧床腹膜透析患者出现腹膜炎时，由于腹膜血管化程度的增加，有效膜面积会相应增加，蛋白质的丢失量也会显著增加。同时，持续非卧床腹膜透析患者每日会丢失水溶性及脂溶性的维生素、微量元素，以及每日会丢失约 10 g 的氨基酸，其中 80% 是必需氨基酸。

（2）水分的清除

除了溶质的清除之外，腹膜透析的另一个重要作用便是清除多余的水分，维持容量平衡。水分的清除主要依靠渗透超滤，在腹膜透析液中加入葡萄糖或其他渗透剂来增加渗透压，如葡萄糖浓度分别为 1.5%、2.5%、4.25% 的腹膜透析液，其中葡萄糖浓度越高，腹膜透析液和血液之间的渗透梯度就越大，水分从血液向腹膜透析液转移得就越多。水分的清除还与腹膜透析液的留腹时间、腹膜的个体差异（如腹膜的水通透性、腹膜的有效面积、腹膜的溶质转运、腹腔静水压和淋巴回流等）相关。

（3）药物的清除

在腹膜透析过程中，一些药物存在一定的丢失，因为透析液中不包含药物成分，这就造成血液和透析液之间存在药物浓度的差异，大部分药物的清除原理类似于尿毒症毒素的清除方式，即通过透析膜利用弥散作用清除。通常情况下，腹膜透析对药物的清除率与血液透析对药物的清除率一致。对于游离型药物，持续非卧床腹膜透析的清除率低于血液透析的清除率；对于蛋白结合率高的药物，持续非卧床腹膜透析的清除率高于血液透析的清除率。依据药物自身的特性及透析的影响因素，有些药物如尿激酶、非洛地平在腹膜透析后不需要补充，有些药物如茶碱、头孢菌素类药物需要在腹膜透析后追加剂量，具体药物使用及追加情况需遵从专业医师的指导。

人体的各项生命活动都需要能量的支持，如心脏的跳动、肌肉的收缩、物质的代谢等。那么，能量来源于哪里？腹膜透析患者需要多少能量？

（1）能量来源

人体的能量主要来源于食物中的三大营养素，即碳水化合物、脂类、蛋白质。其中 55%～65% 的能量由碳水化合物提供，20%～30% 的能量由脂类提供，10%～15% 的能量由蛋白质提供（图 5）。每 1 g 的碳水化合物、脂类、蛋白质供能分别为 4 kcal、4 kcal、9 kcal。尤其需要注意的是，腹膜透析患者获取的能量还应包括腹膜经腹膜透析液吸收的葡萄糖所提供的能量。

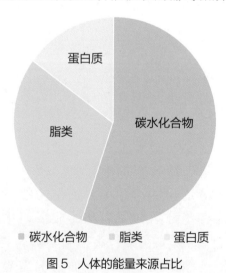

图 5　人体的能量来源占比

（2）能量需要

当能量摄入小于消耗时，人体容易出现营养不良的状况；当

得了慢性肾脏病该怎么吃

慢性肾脏病知识丛书

能量摄入大于消耗时则会以脂肪的形式储存于人体内。

　　充足的能量摄入是保证腹膜透析患者营养供给的前提。那么，腹膜透析患者需要多少能量呢？目前，权威医疗机构推荐腹膜透析患者能量摄入按标准体重计算应为 35 kcal/（kg·d），并依据年龄、性别、劳动强度、合并疾病、炎症水平进行调整。在腹膜透析过程中，腹膜透析液中葡萄糖含量较高，容易被机体吸收。因此，腹膜透析患者能量摄入量应包含腹膜透析液所吸收的葡萄糖产生的能量，也就是说，在制定膳食食谱时，要扣除腹膜透析液提供的能量，不足的部分由饮食提供。例如，某患者标准体重为 60 kg，白天采用 3 次浓度为 1.5% 的腹膜透析液（每次吸收的能量为 60 kcal），每次 2 L，晚上采用 1 次浓度为 4.25% 的腹膜透析液（每次吸收的能量为 240 kcal）。该腹膜透析患者能量需要量 = 标准体重 × 35 = 60×35=2 100（kcal）。他从腹膜透析液中吸收的能量 =60×3 + 240=420（kcal）。那么，该腹膜透析患者应从饮食中摄入的能量 = 2 100 － 420=1 680（kcal）。

3 腹膜透析与血液透析膳食制定的异同点有哪些?

腹膜透析与血液透析因其透析方式的特点不同,在膳食制定上也存在一定的差异(表2)。因此,腹膜透析患者和血液透析患者在日常膳食的制定上需要个性化,并遵从专业医师的指导,定期评估营养状态,监测各项指标。

表 2　腹膜透析与血液透析膳食制定的异同点

类　别	腹膜透析	血液透析
优质蛋白质饮食	推荐蛋白质摄入量为 1.0 ~ 1.2 g/(kg·d);经全面评估腹膜透析患者的营养状况后,可补充复方 α-酮酸片 0.12 g/(kg·d);有残余肾功能的腹膜透析患者的推荐蛋白质摄入量为 0.8 ~ 1.0 g/(kg·d)	推荐蛋白质摄入量为 1.0 ~ 1.2 g/(kg·d);经全面评估血液透析患者营养状况后,可补充复方 α-酮酸片 0.12 g/(kg·d)
蛋白质	优质蛋白质占 50% 以上	与腹膜透析相同
能量摄入	推荐能量摄入量为 35 kcal/(kg·d),60 岁以上腹膜透析患者,活动量较少,营养状况良好者(血清白蛋白 > 40 g/L,SGA 评分为 A 级)可减少至 30 ~ 35 kcal/(kg·d)。腹膜透析患者计算能量摄入时需扣除经腹膜透析液吸收的葡萄糖所提供的能量	与腹膜透析相同

得了慢性肾脏病该怎么吃

慢性肾脏病知识丛书

类 别	腹膜透析	血液透析
维生素	适当补充各种维生素，如维生素C，推荐补充适量的维生素C（60 mg/d），但过量的维生素C会引起草酸盐沉积在内脏、关节、血管处；依据甲状旁腺激素水平、血钙、血磷含量补充维生素；腹膜透析患者的血清维生素A通常是升高的，所以在选择复合维生素制剂时，尽量避免选择含有维生素A的制剂，同时维生素B_1、B_2、B_{12}不常规补充	与腹膜透析相同
脂 类	每日脂类提供的能量为总能量的20%～30%，其中饱和脂肪酸不超过10%，反式脂肪酸不超过1%，可适当提高n 3脂肪酸和单不饱和脂肪酸摄入量，这样有助于防止血胆固醇及甘油三酯的升高	与腹膜透析相同
无机盐	磷：一般600~1 000 mg/d，合并高磷血症时应限制在800 mg/d以下 钠：推荐摄入量2 g/d（钠盐＜5 g/d），高血压或者容量负荷高的腹膜透析患者应更严格控制钠的摄入 钙：推荐摄入量不超过2 000 mg/d，长期口服含钙的药物时应将其中钙的含量同时计入，需要定期监测，以免出现高钙血症	磷、钠、钙、铁及微量元素的摄入原则与腹膜透析相同 钾：血液透析患者通常需要更为严格地控制钾的摄入（钾＜2 g/d），以免出现高钾血症 铁：合并贫血时，应补充含铁量高的食物或加用铁剂

类　别	腹膜透析	血液透析
无机盐	钾：因腹膜透析液中不含钾，腹膜透析患者只需适当限制钾的摄入（钾＜4 g/d），合并高钾血症时应限制钾的摄入 铁：合并贫血时应补充含铁量高的食物或加用铁剂 其他微量元素：应以维持血液中正常范围为宜，避免发生电解质紊乱的现象	与腹膜透析相同
液　体	腹膜透析患者应避免摄入过多的液体，尤其是少尿或者无尿患者，推荐每日的液体摄入量＝前一日尿量＋前一日腹膜透析超滤量＋500 mL	控制钠盐的摄入(钠盐＜5 g/d)，透析前血清钠＜135 mmol/L，控制水的摄入量。推荐透析间期体重增加的量＜干体重的5%
肠内营养或肠外营养	如果每日饮食不能达到日常膳食摄入的推荐量，应在临床医师或者营养师的指导下口服营养补充剂；如果口服营养补充剂受限或仍无法提供足够的能量，建议依靠鼻饲饮食或补充肠外营养。维持性血液透析患者可以服用低磷、低钾、高能量的肾脏病专用配方的口服营养补充剂	与腹膜透析相同

如何通过饮食补充优质蛋白质呢？

对腹膜透析患者来说，大量腹膜透析液留存于腹腔，且受腹膜透析液中糖、乳酸成分的刺激，容易使他们产生饱胀感，影响其营养的摄入。同时，每日腹膜透析患者在腹膜透析时丢失了蛋白质、氨基酸，合并腹膜炎时其丢失现象更加明显。腹膜透析不充分、代谢性酸中毒等诸多因素，也会使得腹膜透析患者逐渐出现蛋白质能量消耗、体重下降、血清白蛋白降低、微炎症状态等现象，这不仅加速了腹膜透析患者动脉病变，还影响了其生活质量。因此，在饮食结构上，我们推荐腹膜透析患者蛋白质的摄入量为 1.0 ~ 1.2 g/（kg·d），优质蛋白质的摄入占比应大于 50%。

那么，如何通过饮食补充优质蛋白质呢？

首先，我们来了解一下哪些食物属于优质蛋白质。蛋白质的主要来源有两种：一是来自动物，如猪肉、牛肉、羊肉、鸡肉、鸭肉、鱼肉、牛奶、鸡蛋等，属于富含优质蛋白质的食物；二是来自植物，如玉米、大米等，属于富含非优质蛋白质的食物。优质蛋白质更加有利于人体吸收，降低肾脏负担。因此，我们应尽量选择富含优质蛋白质的食物。下表（表3）是常见食物蛋白质含量表。

表3 常见食物蛋白质含量表

食　物	90 kcal 食物对应的蛋白质含量	体积 / 质量	简易分量
牛　奶	7 g	240 mL	—
酸　奶	7 g	150 mL	—
奶　粉	7 g	28 g	—
鸡　蛋	7 g	60 g	—
鹌鹑蛋	7 g	—	3 个

食　物	90 kcal 食物对应的蛋白质含量	体积 / 质量	简易分量
豆　腐	7 g	100 g	—
草　鱼	7 g	80 g	—
鲫　鱼	7 g	130 g	—
基围虾	7 g	160 g	5 只
猪肉、牛肉	7 g	50 g	—
排　骨	7 g	80 g	—
鸡　翅	7 g	80 g	—
鸡　肉	7 g	70 g	—
白　菜	5 g	500 g	—
韭　菜	5 g	500 g	—
生　菜	5 g	500 g	—
菠　菜	5 g	500 g	—
芹　菜	5 g	500 g	—
莴　笋	5 g	500 g	—
西葫芦	5 g	500 g	—
黄　瓜	5 g	500 g	—
冬　瓜	5 g	500 g	—
西红柿	5 g	500 g	—
苦　瓜	5 g	500 g	—
绿豆芽	5 g	500 g	—
土　豆	2 g	100 g	—
面　条	2 g	25 g	—
大　米	2 g	25 g	—

食 物	90 kcal 食物 对应的蛋白质含量	体积 / 质量	简易分量
小 米	2 g	25 g	—
糯 米	2 g	25 g	—
花 卷	2 g	35 g	—
馒 头	2 g	35 g	—
切片面包	2 g	35 g	—
苏打饼干	2 g	25 g	4 片
燕麦片	2 g	25 g	—
苹 果	1 g	—	中等大小约 1 个
橙 子	1 g	—	中等大小约 1 个
桃 子	1 g	—	中等大小约 1 个
梨	1 g	—	中等大小约 1 个
杧 果	1 g	—	中等大小约 1 个

下面，我们以持续不卧床腹膜透析的轻体力劳动者王某（身高 175 cm，体重 72 kg）为例，说明应如何补充优质蛋白质。

第一步，计算标准体重（标准体重 = 身高 − 105）。王某标准体重 =175 − 105=70（kg）。

第二步，计算每日所需总热量［每日所需总热量 = 标准体重 × 每日应摄入热量标准 − 每日经腹膜透析液吸收的葡萄糖提供的热量 (500 kcal)］。王某每日所需总热量 =70×35 − 500=1 950（kcal）。

第三步，计算每日优质蛋白质摄入量［每日优质蛋白质摄入量＝标准体重 × 每日蛋白质推荐摄入量 × 优质蛋白质占比（60%）] 及每日非优质蛋白质摄入量［每日非优质蛋白质摄入量＝标准体重 × 每日蛋白质推荐摄入量 × 非优质蛋白质占比（40%）]。王某每日优质蛋白质摄入量 =70×1×60%=42（g）。每日非优质蛋白质摄入量 =70×1×40%=28（g）。

第四步，计算食品交换份数（食品交换份数 = 蛋白质摄入量/90 kcal 食物对应的蛋白质含量）。优质蛋白质 6（42/7=6）份；非优质蛋白质中，绿叶蔬菜 2（10/5=2）份，瓜类蔬菜 2（10/5=2）份，谷类 3（6/2=3）份，水果 2（2/1=2）份。

第五步，计算剩余热量 =1 950-90×6-90×2-90×2-90×3-90×2=600（kcal）。剩余 600 kcal 热量可以从淀粉和植物油中摄取。

通过回顾每日饮食记录，计算各项营养成分的摄入，以便及时调整每日饮食结构，具体可依照下表（表4）填写。

表4　每日饮食记录表

餐　次	食品名称	材料重量	水
早　餐			
加　餐			
午　餐			
加　餐			
晚　餐			
加　餐			

5 腹膜透析患者如何补钾?

低钾血症是腹膜透析常见的并发症之一，发病率为10% ~ 60%。低钾血症会引起心律失常、肠蠕动减弱、肠胀气、肠内细菌移位至腹腔，增加患心血管病的风险，增加腹膜炎发生的风险。因此，腹膜透析患者需要重视腹膜透析过程中可能出现的低钾血症。

（1）钾的来源

我们摄入的钾主要来源于食物，如蔬菜（菠菜、白菜、海带、土豆等），水果（西瓜、橘子、香蕉、杏、梨等），以及坚果类、豆类、薯类、干菜类、菌菇类、低钠盐，等等。具体可参考附录2中《常见食物中能量、蛋白质、钾、钠、钙、磷的含量》。

（2）膳食应参考的摄入量

在日常饮食中，钾的摄入量需要个性化，以饮食情况、腹膜透析是否充分、尿量和电解质监测为依据。对于腹膜透析充分的患者［蛋白质摄入量为 1.2 ~ 1.3 g/（kg·d），尿素清除指数 Kt/V > 2.0］，建议食用钾 3 ~ 4 g/d；而对于腹膜透析不充分的患者，建议采用低钾饮食。

（3）及时发现低钾血症

第一，当血钾偏低的时候，腹膜透析患者可能会出现食欲下降、恶心呕吐、全身乏力等不适。如果出现以上不适，腹膜透析患者需要及时前往医院就诊。

第二，定期监测电解质，方便腹膜透析患者及时了解体内血钾水平。

（4）患低钾血症补钾的方法

第一，推荐口服补钾，如摄入含钾较多的食物和补钾药物。含钾较多的食物有海带、紫菜、花生、黑枣、香蕉、蘑菇、黄豆、绿豆、葡萄干、山药、草头、菠菜、苋菜、蚕豆、红薯、马铃薯、鲜桂圆、杏、柚子、橘子、核桃等。补钾药物有氯化钾缓释片、氯化钾口服液、枸橼酸钾口服液等。

第二，腹膜透析液中加入钾。腹膜透析操作人员应当在加药时严格按照无菌操作原则为腹膜透析患者补钾。

第三，静脉补钾。腹膜透析患者应当在医护人员的医嘱和监护下按需补钾。

如何做到合理饮水？

进入腹膜透析后，腹膜透析患者是否可以随便饮水了呢？答案是否定的。因为此时腹膜透析患者仍需依据自身情况、腹膜超滤情况和残余肾功能情况，严格控制水分和普通盐的摄入。如果腹膜透析患者不合理地评估自身容量及控制饮食容量，尤其是无残余肾功能的腹膜透析患者，将会出现水肿、血压升高、呼吸困难、夜间不能平卧、肺水肿等现象。

（1）评估水分含量

我们日常需要观察面部、脚踝、下肢有无水肿的情况，监测血压是否升高，有无胸闷、气促，短时间内有无体重明显增加的现象。如果腹膜透析患者出现上述情况，说明体内水分过多，需适当控制饮水量，口服利尿剂，调整腹膜透析方案，并及时就医；如果腹膜透析患者出现血压偏低、皮肤干燥、口干、头晕、体重减轻的情况，则说明体内水分不足。

（2）推荐摄入量

日常液体摄入量一般包括饮用水、食物中的水分及静脉补液量等，排水的途径包括尿液、汗液、粪便、呼吸蒸发等。对于情况稳定的腹膜透析患者，每日液体摄入量 = 前一天尿量 + 前一天腹膜透析脱水量 +500 mL。常见食物含水量可以参考表 5。

慢性肾脏病知识丛书

表 5　常见食物含水量

类　别	100 g 食物中的含水量	食　品
高水分	＞ 90 g	水、茶、饮料、豆浆、牛奶、稀米饭、粥、汤、烂面条、冬瓜、西瓜、梨、苹果、葡萄、黄豆芽、白菜、生菜
中　等水　分	20 ～ 90 g	豆腐、酸奶、冰激凌、浓粥、米饭、薯类、新鲜鱼虾、肉、蛋、贝类
低水分	＜ 20 g	藕粉、瓜子、绿豆、大麦、馒头、饼、面包、面条、肉类熟食、粉丝、腐竹

（3）控制摄入量

第一，固定饮水容器，有计划地喝水，记录每日的饮水量，不宜喝碳酸饮料。如果腹膜透析患者尿量大于 600 mL，超滤良好，可以适量喝少许果汁或适量饮用葡萄酒，一餐约 30 mL。

第二，控制食物中水分的摄入，不吃或少吃高盐的调料和食物，如味精、蚝油、酱油、咸菜、熟食等，用醋、葱、蒜、辣椒、芥末等替代食盐，增加食欲。同时，需要注意正确估算食物的重量和含水量。

第三，建议糖尿病患者保持血糖稳定。

七、肾病综合征患者的饮食指导

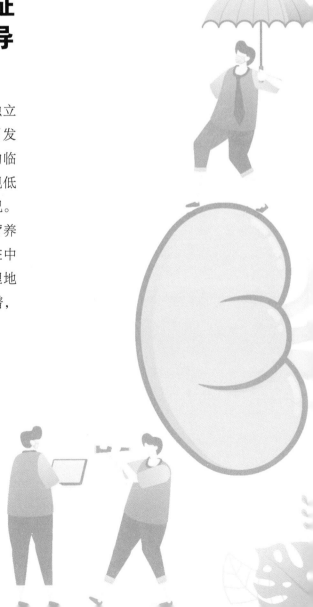

　　肾病综合征不是一种独立性疾病，而是由多种疾病引发的一组以肾小球疾病为主的临床症候群，且患者容易出现低蛋白血症等营养不良的状况。因此，肾病综合征患者的营养治疗，不应该只补充从肾脏中流失的蛋白质，还应该合理地制定个性化的营养膳食食谱，科学地进行营养治疗。

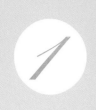

严重低蛋白血症的危害是什么？

　　蛋白质是人体必需的营养素之一，在人体内发挥着各种重要的生物学作用，而严重的低蛋白血症将会给人体造成极为严重的危害。低蛋白血症会导致营养不良，迟缓发育，免疫球蛋白减少，造成人体免疫力下降，从而引发全身疲劳，产生乏力感，并容易导致细菌、病毒等病原体感染。低蛋白血症患者会出现全身水肿，严重的话会出现胸腔积液、腹腔积液和心包积液等危及生命的严重并发症。同时，一些特殊的蛋白质丢失，会导致人体内微量元素缺乏，诱发内分泌紊乱；还有一些与药物结合的蛋白质的减少，可能会影响某些药物在人体内的代谢，使药物在人体内的吸收减少、排泄增多，从而影响药物的疗效，延缓病情的好转。此外，低蛋白血症也会使血浆游离的药物或毒物浓度增加，从而增加部分药物或毒物的毒性。

　　肾脏病、肝脏病、肿瘤等许多疾病都会导致人体出现低蛋白血症的情况。接下来，我们来了解一下肾脏病中容易导致低蛋白血症的疾病之一——肾病综合征。

　　肾病综合征是一种以大量蛋白尿和低蛋白血症为主要表现的临床综合征。患者通常会出现蛋白尿，主要表现为尿中泡沫增多，尿液表面出现类似啤酒沫或者鸡蛋打散后出现的泡沫，一旦这些泡沫经常出现，且长时间不消散，进而会出现下肢、眼睑乃至全身的皮肤水肿等症状。患者前往医院就诊时，尿常规会显示蛋白质出现异常的"＋"号；验血后会发现白蛋白明显降低等异常现象。这时，医生会告诉你，你可能患上肾病综合征了。通俗来说，肾脏就像一个筛子，现在筛子的孔出现问题了，血液里的蛋白质都随尿液流失，这就导致了尿液里的蛋白质增多，血液里的蛋白质减少，从而使血管里的水分流失，都往组织里跑，引起外周皮肤和体腔里的液体增多，出现皮肤水肿和体腔积水等症状。

丢失的蛋白质该不该补？

　　如前文所述，得了肾病综合征后，患者血液里的蛋白质会随尿液流失，血液中的白蛋白也随之降低，其危害较大。那么，我们是不是应该多从食物或者药物里补充蛋白质呢？答案是不应该。

　　尽管患者丢失了大量的尿蛋白，但是由于高蛋白的饮食会增加肾小球的高滤过，从而加重"筛子"的负担，导致通过尿液丢失的蛋白质进一步增多，加快了肾脏病的进展。从治疗的角度来讲，我们应该注重如何堵住"筛子"的大孔，从而减少尿蛋白的流失，这就如同"亡羊补牢"的道理一样，而不是简单地采取缺什么就补什么的方法。既然不能从食物里增加蛋白质的摄入量，那么我们能不能从血管里直接注射白蛋白来补充营养呢？答案也是不应该。从血管里注射的白蛋白不仅会引起肾小球高滤过，还会引起肾小管高代谢，从而造成整个肾脏（包括肾小球和肾小管）全方位的损伤，所以只有在必要时（患者有低血容量、利尿剂抵抗、严重的低蛋白血症），医生才会间断地使用注射白蛋白的方法治疗危重患者。

膳食食谱制定的原则有哪些?

肾病综合征患者虽然不能大量补充高蛋白的食物,但医生也应该给予其富含优质蛋白质的食物,即 0.8 ~ 1.0 g/(kg·d)的优质蛋白质食物,并保证充足的热量供应[摄入热量不低于 30 ~ 35 kcal/(kg·d)]。水肿明显时,肾病综合征患者应保持低盐饮食(普通盐小于 3 g/d),同时为减轻高脂血症,还应少进食富含饱和脂肪酸(如动物油脂等)的食物,多吃富含多聚不饱和脂肪酸(如植物油、鱼油等)及富含可溶性纤维(如燕麦等)的食物。

针对一位肾病综合征患者李某(身高 170 cm,体重 60 kg),我们可以在计算他需要的蛋白质摄入量之前,优先计算他的标准体重,其标准体重为 65 kg。营养学中的体重,指的不是他的实际体重。那么,他所需要的蛋白质范围为(0.8×65)~(1.0×65)g,即 52 ~ 65 g。其中,至少有 50% ~ 70% 的优质蛋白质,即动物蛋白质或豆类蛋白质。我们根据前文中常见食物蛋白质含量表可知,240 mL 的牛奶、100 g 的豆腐、50 g 的猪肉和牛肉等的蛋白质含量均为 7 g,所以李某的饮食选择可考虑一日内进食其中的 4 ~ 5 种作为优质蛋白质的摄入。剩下的蛋白质摄入可考虑从薯类、菌菇类、坚果等其他食物中获得,如 50 g 大米、50 g 小米、70 g 馒头、70 g 切片面包、50 g 燕麦片、200 g 土豆中均含有 4 g 左右的蛋白质,所以他可以选择其中的 4 份作为非优质蛋白质的摄入。由于蔬菜和水果中的蛋白质含量极少,肾病综合征患者可以根据自己的喜好加以选择,如有明显水肿,食用时尽量选择含水量较少的水果。

在计算好李某合理的蛋白质摄入量后，必须保证其补充足够的热量。如果热量不足，补充的蛋白质就会作为能量的来源被消耗掉，这不仅不会延缓肾脏病的进展，反而会造成不利的影响。食物中热量的分布为：碳水化合物占 55% ~ 65%，蛋白质占 10% ~ 15%，脂类占 20% ~ 30%。李某的能量应维持在每日 1 900 ~ 2 200 kcal，按照能量供给分配，碳水化合物供能应维持在 1 045 ~ 1 430 kcal，蛋白质供能应维持在 190 ~ 330 kcal，脂类供能应维持在 380 ~ 660 kcal，其中包括每日可食用 25 ~ 30 g 食用油用以烹制食物。我们建议肾病综合征患者尽量选择植物油，因为植物油中富含不饱和脂肪酸。植物油主要包括花生油、豆油、菜籽油、芝麻油、玉米油、茶油、橄榄油、核桃油、棕榈油等。其中，营养价值最高的是茶油、橄榄油、核桃油，有条件的肾病综合征患者可以多选择此类油食用。需要注意的是，虽然大多数植物油值得推荐，大多数动物油应尽量避免，但是也有例外。植物油中的棕榈油饱和脂肪酸过高，而动物油中的鱼油不饱和脂肪酸较高，因此鱼油可以放心食用，棕榈油要尽量避免食用。具体食物提供能量情况可参见常见食物标准分量表（表6）。

表6 常见食物标准分量表

食物类别		每份的量	能量/kcal	备注
谷 类		50～60 g	160～180	面粉 50 g= 馒头 70～80 g；大米 50 g= 米饭 100～200 g
薯 类		80～100 g	80～90	红薯 80 g = 马铃薯 100 g
蔬菜类		100 份	15～35	高淀粉类蔬菜，如甜菜、鲜豆类，应注意能量的不同，每份的量应适当减少
水果类		100 g	40～55	梨和苹果 100 g，相当于高糖水果，如枣 25 g、柿子 65 g
畜禽肉类	瘦肉（脂类含量 <10%）	40～50 g	40～55	瘦肉的脂类含量小于 10%，肥瘦肉的脂类含量为 10%～35%
	肥瘦肉（脂类含量 10%～35%）	20～25 g	65～80	肥肉、五花肉脂类含量一般超过 50%，应减少食用
水产品类	鱼 类	40～50 g	50～60	鱼类蛋白质含量为 15%～20%，脂类含量为 1%～8%
	虾贝类		35～50	虾贝类蛋白质含量为 5%～15%，脂类含量为 0.2%～2%
蛋类（含蛋白质 7 g）		40～50 g	65～80	鸡 蛋 50 g＝ 鹌 鹑 蛋 10 g＝ 鸭蛋 80 g

食物类别		每份的量	能量/kcal	备 注
豆类（含蛋白质 7 g）		20 ~ 25 g	65 ~ 80	黄豆 20 g ＝ 北豆腐 60 g ＝ 南豆腐 110 g ＝ 内酯豆腐 120 g ＝ 豆干 45 g ＝ 豆浆 360 ~ 380 mL
坚果类（含油脂 5 g）		10 g	44 ~ 55	淀粉类坚果相对能量较低，如葵花子仁 10 g ＝ 板栗 25 g ＝ 莲子 20 g
乳制品类	全脂（含蛋白质 2.5% ~ 3.0%）	200 ~ 250 mL	110	液态奶 200 mL＝奶酪 20 ~ 25 g ＝ 奶粉 20 ~ 30 g；全脂液态奶的脂类含量约 3%；脱脂液态奶的脂类含量约 <0.5%
	脱脂（含蛋白质 2.5% ~ 3.0%）	200 ~ 250 mL	55	
水		200 ~ 250 mL	0	—

注：

1. 谷类按 40 g 碳水化合物等量原则进行代换，薯类按 20 g 碳水化合物等量原则进行代换。

2. 蛋类和豆类按 7 g 蛋白质等量原则进行代换，乳制品类按 5 ~ 6 g 蛋白质等量原则进行代换。不同的脂类，能量也有所不同。

3. 畜禽肉类、水产品类以能量为基础进行代换，参考脂类含量区别。

4. 坚果类按 5 g 油脂等量原则进行代换，每份蛋白质约 2 g。

八、糖尿病肾病患者的饮食指导

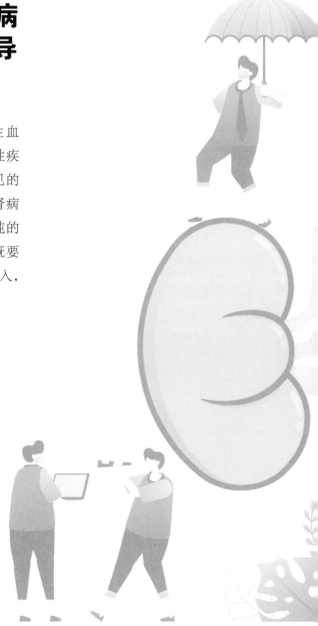

　　糖尿病是一组以慢性血糖水平增高为特征的代谢性疾病，而糖尿病肾病是其常见的并发症之一。但是糖尿病肾病患者的饮食方案不同于单纯的糖尿病患者的饮食方案，既要限制碳水化合物、脂类的摄入，又要限制蛋白质的摄入。

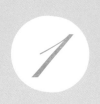

为什么要按理想体重控制热量？

　　糖尿病患者应该都听说过治疗糖尿病有"五架马车"的说法吧？那就是饮食、运动、健康教育、血糖监测和药物治疗。其中，最重要的就是饮食，这也是老百姓容易调整、比较关心的一个角度。饮食调整的主要目标是帮助糖尿病患者制订营养计划，养成良好的饮食习惯，纠正代谢紊乱，做到良好的代谢控制，减少并发症的危险因素，以改善健康状况。

　　我们知道，制订营养计划，先要合理控制总热量，此时找到不同患者的不同标准就显得尤为重要。如果体重偏低的儿童、孕妇、哺乳期妇女、伴有消耗性疾病和肥胖的患者，都用他们自身的体重为标准计算热量的话，有可能会适得其反，导致营养差的患者吃得少、营养过剩的患者吃得多。所以，这时就需要使用一个理想体重来作为计算能量的标准。营养不良的患者可以按理想体重，使其能量摄入增加 10%~20%，肥胖的患者酌情减少其能量的摄入，使其体重逐渐恢复至理想体重的 ±5% 左右。之后，再按照年龄、理想体重、劳动强度等标准来计算其每日每千克体重所需能量，从而进一步合理规划其膳食结构。

2 糖尿病肾病患者该吃哪些碳水化合物？

众所周知，碳水化合物容易引起餐后血糖的升高。那么，我们是不是就不能吃碳水化合物了呢？当然不是。碳水化合物是健康的食物之一，它不仅能提供我们一天所需能量的55%～65%，而且基本不含脂类，还能提供从其他食物中难以获得的维生素、矿物质、膳食纤维等。那么，糖尿病肾病患者该吃什么样的碳水化合物呢？

一般而言，含有碳水化合物的食物富含淀粉，如土豆、玉米、大米、面包、饼干等，其他富含淀粉的蔬菜、水果、乳制品等也含有碳水化合物。由于糖尿病肾病患者需要根据肾功能的情况限制蛋白质的摄入，而淀粉类食物含有少量的蛋白质，所以糖尿病肾病患者可以选择蛋白质含量较低的淀粉类食物，如藕粉、红薯粉丝、豌豆粉丝、麦淀粉、低蛋白大米等食物作为主食。这些食物既能够提供足够的热量，又能够减少非优质蛋白质的摄入量。另外，糖尿病肾病患者在无高钾血症的前提下，每日还可以根据血糖、尿量等情况，进食 1～2 份水果、点心等作为碳水化合物的补充。

3

糖尿病肾病患者的饮食不同于普通糖尿病患者的饮食，在保证能量和营养素充足供应的同时，既要限制碳水化合物、脂类的摄入，又要限制蛋白质的摄入。糖尿病肾病患者的膳食结构设计，具体步骤如下：

第一步，计算出糖尿病肾病患者的标准体重，然后结合其实际体重与标准体重的差距，大致评估其营养状态（肥胖——超过标准体重20%，正常——标准体重±10%，消瘦——低于标准体重20%）。

第二步，按照体力劳动的情况及营养状态，用标准体重乘成人糖尿病肾病患者能量供应量，计算出糖尿病肾病患者每日所需的总热量。可根据下表（表7）进行计算：

表7 成人糖尿病肾病患者能量供给量表

单位：kcal／（kg·d）

劳动强度	举 例	肥 胖	正 常	消 瘦
卧 床	住院病人	15	15～20	20～25
轻体力劳动	办公室职员、销售员等	20～25	30	35
中体力劳动	送货员、司机等	30	35	40
重体力劳动	农民、搬运工、运动员等	35	40	40～45

第三步，糖尿病肾病患者根据蛋白尿和肾脏功能可以进行肾脏病的分期，按照分期确定其蛋白质的摄入量。一般在仅

有微量白蛋白尿且肾功能正常时，糖尿病肾病患者可摄入蛋白质 $0.8 \sim 1.0$ g/（kg·d）；慢性肾脏病 $3 \sim 4$ 期患者可摄入蛋白质 $0.6 \sim 0.8$ g/（kg·d）；进入透析阶段的糖尿病肾病患者可摄入蛋白质 $1.2 \sim 1.3$ g/（kg·d），其中优质蛋白质占比应在 $50\% \sim 70\%$，同时可适当配合复方 $-\alpha$ 酮酸片的饮食疗法。计算好每日摄入的蛋白质总量后，可以参考食物中的蛋白质含量，来搭配一天的蛋白质饮食。需要注意的是，由于主食中也含有少量的非优质蛋白质，所以糖尿病肾病患者选择主食时，可以选择麦淀粉或热量高、蛋白质含量较少的食物作为供能的基础食物。

另外，还需要注意的是，食物的脂类配比应适当。由于糖尿病肾病患者常患有高脂血症，所以要尽量选择低脂饮食，同时应少用蛋白质去提供每日所需的热量，将脂类食物提供的热量控制在 25% 左右，并尽可能选择不饱和脂肪酸含量较多的植物油，避免选择含饱和脂肪酸较多的动物油及反式脂肪酸较多的零食或含油脂成分的食物。

糖尿病肾病患者可以根据个人的饮食习惯，选择适量的蔬菜或点心来补充每日所需的剩余热量，并适当补充矿物质及维生素。此外，糖尿病肾病患者还可以结合自身的情况，决定是否需要限制饮水量，如果出现血压偏高时，需要更加严格地控制普通盐的摄入量（小于 3 g/d）。

九、附　录

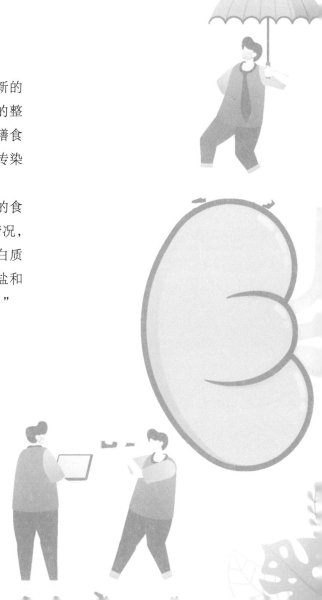

世界卫生组织发布了新的健康膳食建议，强调在人的整个生命周期中食用健康的膳食可以有效预防一系列的非传染性疾病。

学会给自己制定科学的食谱，每日记录自己的饮食情况，需要掌握24字秘诀："蛋白质需计算，总能量要合理，盐和水要控制，钾和磷要节制。"

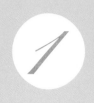

中国居民平衡膳食宝塔

中国居民平衡膳食宝塔（图6）是根据中国居民膳食指南，结合中国居民膳食特点设计的。它将平衡膳食的原则转化成食物的种类及数量，以宝塔图片的形式展现出来。该宝塔适用于18～65岁的健康人群，不包括孕产妇、素食人群。该宝塔共分五层，第一层是谷薯类，第二层是蔬菜类、水果类，第三层是畜禽肉、水产品及蛋类，第四层是奶及奶制品、大豆及坚果类，第五层是盐、油。该宝塔每层大小不同，代表着该层食物在日常饮食摄入中所占的比例不同。该宝塔主要反映了在1 600～2 400 kcal能量范围，一个健康的成年人平均每日摄入各类食物量的范围。此外，该宝塔还强调了运动和饮水的重要性。

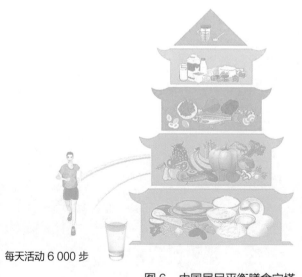

盐	＜6 g
油	25～30 g
奶及奶制品	300 g
大豆及坚果类	25～35 g
畜禽肉	45～75 g
水产品	40～75 g
蛋 类	40～50 g
蔬菜类	300～500 g
水果类	200～350 g
谷薯类	250～400 g
全谷物和杂豆	50～150 g
薯类	50～100 g
水	1 500～1 700 mL

每天活动6 000步

图6　中国居民平衡膳食宝塔

[资料来源：《中国居民膳食指南（2016）》]

宝塔的第一层是谷薯类，包括大米、小米、面粉、高粱、玉米、红薯及大豆以外的干豆等，这些是人体能量的主要来源。推荐进食多种谷薯类，以便获得更多的膳食纤维和微量营养素；推荐每人每日摄入谷薯类食物 250～400 g，其中，全谷物及杂豆50～150 g，薯类 50～100 g。

　　宝塔的第二层是蔬菜类、水果类，蔬菜类包括茄果类、瓜菜类、葱蒜类、菌藻类及根菜类，水果类包括瓜果类、柑橘类、浆果类等。推荐每人每日摄入蔬菜类食物 300～500 g，以深黄色、深绿色、紫色等深色蔬菜为佳；推荐每人每日摄入水果类食物 200～350 g，以新鲜水果为佳。

　　宝塔的第三层是畜禽肉、水产品及蛋类，主要提供优质蛋白质、脂溶性维生素及脂类。推荐每人每日摄入畜禽肉 40～75 g，尽量选择精瘦肉或禽肉；推荐每人每日摄入水产品 40～75 g，如鱼、虾、蟹及贝壳等，有条件的可以多吃一些水产品，以替代畜禽肉；推荐每人每日摄入蛋类食物 40～50 g，包括鸡蛋、鸭蛋、鹌鹑蛋及其加工产品，不建议扔弃蛋黄，因为蛋黄富含卵磷脂、叶黄素、B 族维生素、胆固醇等营养成分。

　　宝塔的第四层是奶及奶制品、大豆及坚果类，主要提供蛋白质和钙。推荐每人每日摄入奶及奶制品 300 g；大豆包括黄豆、青豆及豆制品中的豆浆、豆腐、豆干等，坚果类包括花生、瓜子、核桃、榛子等，推荐每人每日摄入大豆及坚果类食物 25～35 g。

　　宝塔的第五层是盐、油，应少量食用。推荐每人每日摄入食盐小于 6 g；油类包括豆油、花生油、芝麻油、黄油、猪油等，主要提供人体必需的脂肪酸及脂类，推荐每人每日摄入油

慢性肾脏病知识丛书

25 ~ 30 g。

该宝塔强调了运动及饮水的重要性，推荐轻体力劳动的成年人每日饮水至少 1 200 mL，但在高温下工作或体力劳动强度大时，需要适当增加饮水量，不要等到口渴再饮水。同时，该宝塔强调适当运动，改变久坐少动的不良生活方式，建议成年人每日步行 6 000 步以上。

该宝塔中建议每人每日各种食物的摄入量、运动量和饮水量，需根据自身情况进行调整。该宝塔推荐的各类食物的摄入量是这一类食物的总摄入量，且强调食物摄入的多样性。同时，人们无须每日严格按照宝塔推荐的各类食物摄入量进食，而是在一段时间内遵循宝塔推荐的各类食物摄入的比例进食。

常见食物中能量、蛋白质、钾、钠、钙、磷的含量

常见食物中能量、蛋白质、钾、钠、钙、磷的含量如表 8 所示。

表 8 常见食物中能量、蛋白质、钾、钠、钙、磷的含量

食　物		能量 / kcal	蛋白质 / g	钾 / mg	钠 / mg	钙 / mg	磷 / mg
肉蛋奶类	鸡蛋白	60	11.6	132	79.4	9	18
	鸡蛋黄	328	15.2	95	54.9	112	240
	鸡　蛋	144	13.3	154	131.5	56	130
	鸭　蛋	180	12.6	135	106	62	226
	牛　乳	54	3	109	7.2	104	73
	酸　奶	72	2.5	150	39.8	118	85
	鸡	167	19.3	251	63.3	9	156
	鸡　翅	194	17.4	205	50.8	8	161
	鸡　腿	181	16	242	64.4	6	172
	鸡　爪	254	23.9	108	169	36	76
	鸡胸脯	133	19.4	338	34.4	3	214
	鸭	240	15.5	191	69	6	122
	烤　鸭	436	16.6	247	83	35	175
	鹅	251	17.9	232	58.8	4	144
	肥瘦猪肉	395	13.2	204	59.4	6	162
	瘦猪肉	143	20.3	305	57.5	6	189
	猪　舌	233	15.7	216	79.4	13	163
	猪　蹄	260	22.6	54	101	33	33

食　物		能量 / kcal	蛋白质 / g	钾 / mg	钠 / mg	钙 / mg	磷 / mg
肉 蛋 奶 类	腊　肉	498	11.8	416	763.9	22	249
	叉烧肉	279	23.8	430	818.8	8	218
	猪大排	264	18.3	274	44.5	8	125
	猪大肠	196	6.9	44	116.3	10	56
	火　腿	330	16	220	1 087	3	90
	肥瘦牛肉	125	19.9	216	84.2	23	168
	牛肉干	342	41.8	112	1 529	34	183
	河　虾	87	16.4	329	133.8	325	186
	海　虾	79	16.8	228	302.2	146	46
	对　虾	93	18.6	215	165.2	62	228
	虾　米	198	43.7	550	4 892	555	666
	鲜　贝	77	15.7	226	120	28	166
	鲢　鱼	104	17.8	277	57.5	53	190
	鲫　鱼	108	17.1	290	41.2	79	193
	带　鱼	127	17.7	280	150.1	28	191
	草　鱼	113	16.6	312	46	38	203
	鲤　鱼	109	17.6	334	53.7	50	204
	黄　鳝	89	18	263	70.2	42	206
	鳕　鱼	88	20.4	321	130.3	42	232
	鲈　鱼	105	18.6	205	144.1	138	242

食　物		能量 / kcal	蛋白质 / g	钾 / mg	钠 / mg	钙 / mg	磷 / mg
水 果 类	苹　果	54	0.2	119	1.6	4	12
	香　蕉	93	1.4	256	0.8	7	28
	西　瓜	34	0.5	79	4.2	10	13
	葡　萄	44	0.5	104	1.3	5	13
	梨	50	0.4	92	2.1	9	14
	哈密瓜	34	0.5	190	26.7	4	19
	金　橘	58	1	144	3	56	20
	桃	51	0.9	166	5.7	6	20
	橙	48	0.8	159	1.2	20	22
	枣	125	1.1	375	1.2	22	23
	柚　子	42	0.8	119	3	4	24
	荔　枝	71	0.9	151	1.7	2	24
	芦　柑	44	0.6	54	*	45	25
	草　莓	32	1	131	4.2	18	27
	火龙果	51	1.1	20	2.7	7	35
	石　榴	73	1.4	231	0.9	9	71
	椰　子	241	4	475	55.6	2	90
	阳　桃	31	0.6	128	1.4	4	18
	杧　果	35	0.6	138	2.8	*	11
	李　子	38	0.7	144	3.8	8	11
	枇　杷	41	0.8	122	4	17	8
	杨　梅	30	0.8	149	0.7	14	8

九、附录

慢性肾脏病知识丛书

食　物		能量 / kcal	蛋白质 / g	钾 / mg	钠 / mg	钙 / mg	磷 / mg
坚果油脂类	花生油	899	—	1	3.5	12	15
	橄榄油	899	—	*	—	—	—
	熟栗子	214	4.8	*	*	15	91
	炒杏仁	618	25.7	*	*	141	202
	炒松子	644	14.1	612	3	161	227
	炒花生	601	21.7	563	34.8	47	326
	炒榛子	611	30.5	686	153	815	423
	熟开心果	614	20.6	735	756.4	108	468
	黑芝麻	559	19.1	358	8.3	780	516
	炒葵花子	625	22.6	491	1 322	72	564
	炒西瓜子	582	32.7	612	187.7	28	765
豆类	豆　浆	16	1.8	48	3	10	30
	豆　腐	57	6.2	154	3.1	116	90
	油豆腐	245	17	158	32.5	147	238
	毛　豆	131	13.1	478	3.9	135	188
	豌　豆	334	20.3	823	9.7	97	259
	红小豆	324	20.2	860	2.2	74	305
	绿　豆	329	21.6	787	3.2	81	337
	蚕　豆	338	21.6	1 117	86	31	418
	黑　豆	401	36	1 377	3	224	500
	黄　豆	390	35	1 503	2.2	191	465

食　物		能量 / kcal	蛋白质 / g	钾 / mg	钠 / mg	钙 / mg	磷 / mg
谷 薯 类	小　米	361	9	284	4.3	41	229
	薏　米	361	12.8	238	3.6	42	217
	高粱米	360	10.4	281	6.3	22	329
	黑　米	341	9.4	256	7.1	12	356
	稻　米	347	7.4	103	3.8	13	110
	糯　米	350	7.3	137	1.5	26	113
	小黄米	355	8.9	335	0.6	8	158
	荞　麦	337	9.3	401	4.7	47	297
	青　稞	342	8.1	644	77	113	405
	小麦(淀粉)	351	0.2	8	3	14	33
	荞麦面	329	11.3	304	0.9	71	243
	莜麦面	380	13.7	255	1.8	40	259
	土　豆	77	2	342	2.7	8	40
	米　饭	116	2.6	30	2.5	7	62
	花　卷	214	6.4	83	95	19	72
	馒　头	223	7	138	165.1	38	107
蔬 菜 类	木　耳	27	1.5	52	8.5	34	12
	冬　瓜	12	0.4	78	1.8	19	12
	胡萝卜	46	1.4	193	25.1	32	16
	荷兰豆	30	2.5	116	8.8	51	19

九、附录

慢性肾脏病知识丛书

食 物		能量 / kcal	蛋白质 / g	钾 / mg	钠 / mg	钙 / mg	磷 / mg
蔬 菜 类	西红柿	20	0.9	163	5	10	23
	茄 子	23	1.1	142	5.4	24	23
	黄 瓜	16	0.8	102	4.9	24	24
	红萝卜	23	0.8	116	85.4	68	24
	白萝卜	23	0.9	173	61.8	36	26
	青 蒜	34	2.4	168	9.3	24	25
	南 瓜	23	0.7	145	0.8	16	24
	卷心菜	24	1.5	124	27.2	49	26
	生 菜	15	1.3	170	32.8	34	27
	空心菜	23	2.2	243	94.3	99	38
	韭 菜	29	2.4	247	8.1	42	38
	大白菜	18	1.5	*	57.5	50	31
	小白菜	17	1.5	178	73.5	90	36
	山 药	57	1.9	213	18.6	16	34
	苦 瓜	22	1	256	2.5	14	35
	茼 蒿	24	1.9	220	161.3	73	36
	茭 白	26	1.2	209	5.8	4	36
	芹 菜	22	1.2	206	159	80	38
	丝 瓜	21	1	115	2.6	14	29
	大 葱	33	1.7	144	4.8	29	38
	洋 葱	40	1.1	147	4.4	24	39
	芦 笋	22	1.4	213	3.1	10	42
	蒜 苗	40	2.1	226	5.1	29	44

食 物		能量 / kcal	蛋白质 / g	钾 / mg	钠 / mg	钙 / mg	磷 / mg
蔬菜类	菠菜	28	2.6	311	85.2	66	47
	莴笋	15	1	212	36.5	23	48
	四季豆	31	2	123	8.6	42	51
	豆角	34	2.5	207	3.4	29	55
	芋头	81	2.2	378	33.1	36	55
	藕	73	1.9	243	44.2	39	58
	百合	166	3.2	510	6.7	11	61
	西兰花	36	4.1	17	18.8	67	72
	苋菜（紫色）	35	2.8	340	42.3	178	63
	荠菜	31	2.9	280	31.6	294	81
	平菇	34	1.9	258	3.8	5	86
	金针菇	32	2.4	195	4.3	*	97
	紫菜	250	26.7	1 796	710.5	264	350
	银耳	261	10	1 588	82.1	36	369
饮料及加工食品类	蜂蜜	321	0.4	28	0.3	4	3
	椰汁饮料	39	0.6	*	*	3	10
	橙汁饮料	46	0.5	150	3	11	13
	可口可乐	43	0.1	1	4	3	13
	八宝粥	81	1.5	184	13.9	2	18
	红茶	324	26.7	1 934	13.6	378	390
	绿茶	328	34.2	1 661	28.2	325	191
	花茶	316	27.1	1 643	8	454	338

九、附录

慢性肾脏病知识丛书

食　物		能量 / kcal	蛋白质 / g	钾 / mg	钠 / mg	钙 / mg	磷 / mg
饮料及加工食品类	甜面酱	139	5.5	189	2 097	29	76
	花生酱	600	6.9	99	2 340	67	90
	番茄酱	85	4.9	989	37.1	28	117
	陈　醋	114	9.8	715	836	125	124
	老　抽	129	7.9	454	6 910	27	175
	咖啡粉	212	12.2	3 535	37	141	303
	芝麻酱	630	19.2	342	38.5	1 170	626
	凉　粉	38	0.2	5	2.8	9	1
	藕　粉	373	0.2	35	10.8	8	9
	芝麻汤圆	311	4.4	102	23.2	69	71
	饼　干	435	9	85	204.1	73	88
	薯　片	615	4	620	60.9	11	88
	鸡肉汉堡	292	7.9	102	489.7	22	92
	面　包	313	8.3	88	230.4	49	107
	蛋　糕	348	8.6	77	67.8	39	130
	绿豆糕	351	12.8	416	11.6	24	121
	腐　乳	153	12	81	3 091	87	171
	燕麦片	377	15	214	3.7	186	291
	火腿肠	212	14	217	771.2	9	187

注：▨ 表示含钾较高的食物，▨ 表示含磷较高的食物，* 表示未检测，— 表示未检出，数据来源于《中国食物成分表》（2002、2004、2009），因慢性肾脏病分期不同且病情复杂，建议患者先咨询主管医师或营养师，再参考及应用本表格。